高职高专工学结合教改规划教材系列

社区卫生诊断技术

主　编　范春红　曲彤薇
副主编　高越明　赵海军

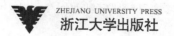
ZHEJIANG UNIVERSITY PRESS
浙江大学出版社

图书在版编目（CIP）数据

社区卫生诊断技术 / 范春红，曲彤薇主编. —杭州：
浙江大学出版社，2013.3（2021.2重印）
　ISBN 978-7-308-11058-7

　Ⅰ.①社… Ⅱ.①范…②曲… Ⅲ.①社区医学—诊
断学 Ⅳ.①R44

　中国版本图书馆 CIP 数据核字（2013）第 014446 号

社区卫生诊断技术

范春红　曲彤薇　主编

丛书策划	阮海潮（ruanhc@zju.edu.cn）
责任编辑	阮海潮
封面设计	俞亚彤
出版发行	浙江大学出版社
	（杭州市天目山路 148 号　邮政编码 310007）
	（网址：http://www.zjupress.com）
排　　版	杭州中大图文设计有限公司
印　　刷	浙江新华数码印务有限公司
开　　本	787mm×1092mm　1/16
印　　张	11.5
字　　数	294 千
版 印 次	2013 年 3 月第 1 版　2021 年 2 月第 5 次印刷
书　　号	ISBN 978-7-308-11058-7
定　　价	29.00 元

前　言

2009 年中共中央、国务院颁布《关于深化医药卫生体制改革的意见》，随后国务院出台了《医药卫生体制改革近期重点实施方案(2009—2011 年)》，明确将基层卫生服务定位于公共卫生服务和基本医疗服务。2010 年国家发展改革委等部门印发了《关于开展农村订单定向医学生免费培养工作的实施意见》，要求各地实施定向培养农村社区医生工作，加强基层卫生人才队伍建设，缓解农村卫生人才紧缺状况。为适应基层人才培养的需求，我们在教学实践和基层调研的基础上，编写了此教材——《社区卫生诊断技术》。

本教材根据我国医疗体制改革精神和《国家基本公共卫生服务规范》，结合临床执业医师助理医师资格考试《预防医学》的考试大纲，在参考了传统的《统计学基础》和《流行病学》课程教学内容和知识结构的基础上，建立高职高专《社区卫生诊断技术》的教学课程体系。本教材包括下面两个主要特点：

1. 强调基本理论和基本技能的实际应用。全书共 16 章，其中第 1~7 章介绍了卫生统计学的基本理论、基本知识和基本技能，第 8 章介绍了常用的卫生统计学指标，第 9~15 章介绍了流行病学常用的调查方法和研究指标，最后一章则介绍了 SPSS 软件中基本的分析模块。教材的内容选取着重于基本理论和方法的介绍，并在理论和方法的基础上结合医学研究和实践的案例进行分析和调查研究，以增强学生的分析问题和解决问题的能力。

2. 统计的实验教学融入 SPSS 软件的应用。编者认为，高职高专的教学目的重在技能的培养，在统计教学中遵循"弱化公式、任务为导、结合软件、强调应用"的理念。因此，第 16 章重点介绍了统计理论部分的实践应用，并用具体案例来介绍 SPSS 的分析过程及结果的阅读和理解，使学生更容易掌握统计学的基本技能。该章最后一节是专题介绍统计分析基本技能的综合应用，是基于前面理论和技能的掌握基础上的进一步深化与扩充。

由于编者的经验和水平有限，在教材内容的选取和组织上难免有不足之处，恳请各位专家、读者批评指正，以便本书的不断完善。

编　者
2013 年 1 月

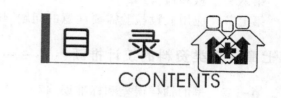

目 录
CONTENTS

第一章　社区卫生诊断概述

一、社区卫生诊断概念与意义

社区卫生诊断是运用社会学、人类学和流行病学的研究方法对一定时期内，社区的主要健康问题及其影响因素、社区卫生服务的供给与利用以及社区综合资源环境进行客观、科学的确定和评价，发现和分析问题，提出优先干预项目，并针对性地制定社区卫生服务工作规划，从而充分利用现有卫生资源，提高社区卫生服务质量和效率，满足社区居民基本卫生服务需求，动员社区参与，实施社区干预，逐步解决社区主要卫生问题，不断提高居民健康水平和生活质量。

社区卫生服务是卫生工作的重要组成部分，是实现人人享有初级卫生保健目标的基础环节。发展社区卫生服务作为政府履行社会管理和公共服务职能的重要内容，是促进社会公平、维护居民健康、构建和谐社会的重大举措。

要提供优质高效的社区卫生服务，首位的基础工作就是需要有一个全面、正确的社区卫生诊断。开展社区卫生诊断对于政府及有关社会部门编制社区卫生规划、合理配置卫生资源以及发挥社区各类相关资源的综合利用效益，对于提高社区卫生服务质量与效率、切实落实社区卫生服务机构的公共卫生和基本医疗双重网底功能、满足社区居民基本卫生服务需求，从而保证和促进社区卫生服务健康、可持续发展，构建社会主义和谐社会，达到提高社区居民整体健康水平和生活质量的最终目的具有极其重要的意义。

二、社区卫生诊断的目的

社区卫生诊断的目的主要包括：
(1)发现并确定社区主要健康问题及其危险因素；
(2)总结并评价社区卫生资源特别是社区卫生服务中心的供给与利用效率；
(3)了解并分析社区环境及其相关资源现状；
(4)调查并分析居民卫生服务需求与利用、满意度及其卫生知识水平；
(5)分析并提出本社区优先干预的卫生问题；
(6)制定本社区卫生服务工作规划，并为评估社区卫生服务的综合效果提供基线数据。

三、社区卫生诊断流程

社区卫生诊断流程分为四步，即设计准备、资料收集、资料统计和分析报告。
1.设计准备　社区卫生诊断工作需要进行周密的设计，制订实施方案，确定资料的收集、整理、分析的方法以及时间进度，并进行必要的组织准备和物资准备。
2.资料收集　资料收集是社区卫生诊断的重要内容，是做好社区卫生诊断的关键环节。

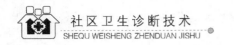
开展社区卫生诊断要尽量收集可能收集到的资料,力求资料翔实可靠,为社区卫生诊断提供较高利用价值的客观数据。资料收集方法包括收集现有资料和进行社区卫生专项调查。

社区卫生诊断中的专项调查主要包括居民卫生调查、服务对象满意度调查和社区卫生服务机构调查。关于社区访谈调查视社区具体情况决定是否进行。

3.资料统计　通过对资料审核、计算机录入后,利用统计软件进行统计,客观描述社区环境特征、社区人群特征以及社区卫生服务资源特征。

4.分析报告　通过对收集到的资料的统计,全面总结、分析本社区人群的主要健康问题及其危险因素,评价卫生资源的供给与利用效率以及社区环境的支持保障能力,从而确定本社区优先干预项目,最后要撰写社区卫生诊断报告以及制定今后五年的社区卫生服务工作规划。

社区卫生诊断流程中涉及的方法和内容等详见图1-1所示。

四、社区卫生诊断所涉及的方法

从社区卫生诊断的流程可以看出,社区卫生诊断所涉及的方法很广泛,其综合采用社会学、市场学、人类学、测量评估学、营养学、临床医学、流行病学、卫生统计学、卫生服务管理、卫生经济学等手段针对社区的基本现况以及存在的公共卫生问题进行综合性的调查和评估。本书从社区卫生诊断的要求出发,主要介绍社区卫生诊断方法中涉及的流行病学调查和卫生统计学分析的方法,主要内容包括:一是卫生统计的基本理论和技能;二是常用的健康统计指标;三是流行病学的常用调查方法和研究指标;四是介绍 SPSS 软件中基本的分析模块,以适应社区卫生诊断的需求。

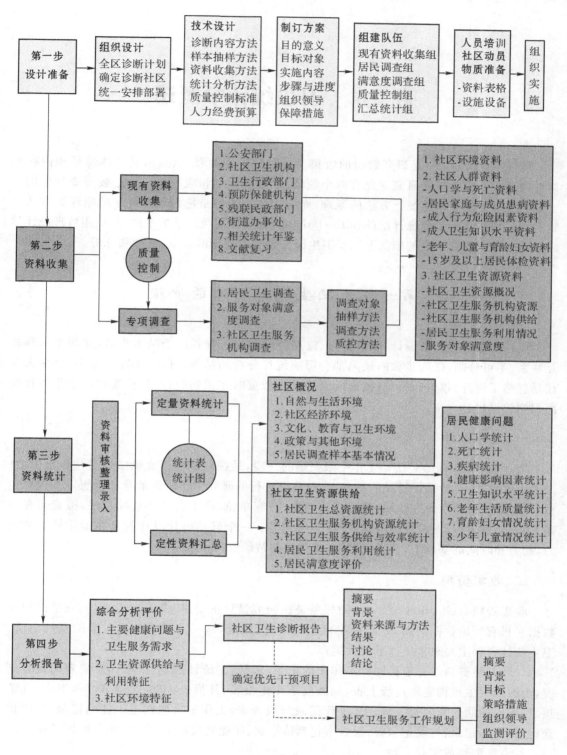

图 1-1 社区卫生诊断流程

（资料来源：www.jlws.gov.cn/JlsWst/eWebEditor/Up）

第二章　卫生统计学概述

统计学(statistics)是研究数据的收集、整理、分析和解释,以显示其总体特征和内在规律性的科学。统计学的研究主要有两个领域:数理统计学和应用统计学。数理统计学侧重于建立统计方法和阐述统计方法的原理;而应用统计学则是把数理统计学的原理和方法与特定的领域结合。卫生统计学(health statistics)属于应用统计学的范畴,是应用数理统计学的原理和方法研究居民健康状况以及卫生服务领域中数据的收集、整理和分析。

第一节　卫生统计工作的步骤

统计工作包括统计设计、收集资料、整理资料和分析资料四个基本步骤,这四个步骤相互联系、不可分割,任何步骤的缺陷都会影响统计分析的结果。但在实际工作中,许多人往往是忽略了设计、收集和归类(整理),到了分析数据时才想到统计学,使实验的结果往往偏离预期的设想。

一、统计设计

统计设计(design)是统计工作中最关键的一步,是在广泛查阅文献或通过预备试验,在全面了解现状、充分征询意见的基础上,对将要进行的研究工作所做的全面设想。其内容包括:明确研究目的和研究假说,确定观察对象、观察单位、样本含量和抽样方法,拟定研究方案、预期分析指标、误差控制措施、进度与费用等。一个好的统计设计就是在运用较少的人力、物力和时间的基础上,获得更可靠、更科学的结果资料。

二、收集资料

收集资料(collection of data)的任务是按研究设计的要求,及时取得准确、完整的原始数据。只有原始数据可靠,才能得出可靠的结论,因此,这一步骤具有极重要的基础意义。卫生统计资料主要来源于以下两大类:

1.经常性资料　一般指医疗工作中的记录,包括:①统计报表,根据国家规定的报告制度,由医疗卫生机构定期逐级上报,如医院工作年报表、月报表、卫生基本情况年报表、疫情报表、居民的病伤死因报表等。②工作记录与报告卡,工作记录包括卫生监测记录、健康检查记录、门诊记录、住院记录等,报告卡包括传染病、职业病报告卡、出生、死亡报告卡等。

2.专题调查或实验资料

三、整理资料

整理资料(sorting data)的任务是按研究设计的要求,使原始数据系统化、条理化,便于进一步的计算指标和分析。其过程是:首先对原始资料进行准确性审查(逻辑审查与技术审查)和完整性审查;再拟定整理表,按照"同质者合并,非同质者分开"的原则对资料进行分组,并在同质基础上根据数值大小进行数量分组;最后汇总归纳。

四、分析资料

分析资料(analysis of data)的任务是按研究设计的要求,计算有关指标,阐明事物的内在联系和规律。统计分析包括统计描述(descriptive statistics)和统计推断(inferential statistics)。前者是用统计指标与统计图(表)等方法对样本资料的数量特征及其分布规律进行描述;后者是指如何抽样,以及如何用样本信息推断总体特征。进行资料分析时,需根据研究目的、设计类型和资料类型选择恰当的描述性指标和统计推断方法。

第二节　统计学的基本概念

一、变量的类型

观察单位(observed unit),亦称个体(individual),是统计研究中的最基本单位。观察单位可以是一个人,一只动物,一份样品或一个地区等。研究者对每个观察单位的某项特征进行测量或观察,观察单位的这项特征就称为变量,测量或观察得到值称为变量值。

统计资料按变量的类型,一般分为数值变量资料与分类变量资料两大类(图2-1)。不同类型的变量应采用不同的分析方法。

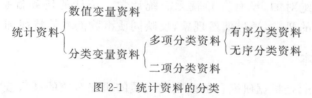

图 2-1　统计资料的分类

(一)数值变量

数值变量(measurement data)也称为计量资料、定量资料,是对每个观察单位的各项指标用定量的方法,通过测量得到的数值,一般有度量衡等单位。如每个人的身高(cm)、体重(kg)和血压(mmHg)等。大多数的数值变量为连续型变量。描述数值变量常用的统计指标有平均数、标准差等,假设检验的方法有t检验、Z检验等。

(二)分类变量

分类变量(enumeration data)也称为计数资料,先将观察单位按某种属性或类别分组,然后清点所得各组的观察单位数。取值表现为互不相容的类别,一般用符号表示,无度量衡单位。分类变量资料用相对数进行统计描述,用卡方检验进行统计推断。这类资料可分为以下两类:①只有两个类别,如性别分为男和女,药物疗效分为有效和无效等。②可分为两

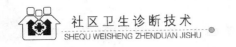
个以上类别,各观察单位间或者相同,或者存在质的差别,有质的差别者之间没有连续性。多项分类资料可分为两大类:

1. 无序分类资料 指各类别间无程度上的差别和等级顺序关系,如血型可分为 A 型、B型、AB 型和 O 型,职业包括工人、农民、学生、军人等。

2. 有序分类资料 也称等级资料,指各类别之间存在程度上的差别和等级顺序关系,如疾病预后分为无效、好转、显效、痊愈,尿蛋白检测结果分为－、＋、＋＋、＋＋＋、＋＋＋＋等。各等级之间只有程度上的区别,而无数值大小,不可度量。

根据研究目的和记录方法不同,各类资料之间有时可以相互转换。如年龄是数值变量资料,按照年龄大小分为未成年人和成年人,转化为分类变量资料中的二项分类变量资料;若再分为婴儿、幼儿、学龄前儿童、学龄儿童、青少年、壮年、老年人,则转换为多项分类资料中的等级资料。研究中为方便起见,也可以对分类变量资料赋值,将其转化为数值变量资料。如在多变量研究中,将性别为男时取 1、为女时取 2,此时 1 和 2 没有数值大小的区别,只起到标签的作用;又如将上述 7 个年龄段的人分别取值 1、2、3、4、5、6、7,将等级变量资料转化为数值变量资料,此时数值的大小只表示程度上的差别,不能进行各类运算。

二、同质与变异

严格意义上的同质(homogeneity),是指被研究指标的影响因素完全相同。但在医学领域,某些影响因素常难以控制(如遗传)甚至是未知的,因此在医学统计中,常把同质理解为对研究指标影响较大、可以控制的主要因素尽可能相同。如研究青少年身高时,要求性别、年龄、民族、地区等对身高影响较大而又容易控制的因素要相同。

在同质条件下,就同一观察指标来说,各观察单位表现出来的数量间存在着差异,这种客观存在的差异性称为变异(variation)。例如,同样是研究青少年的身高,同性别、同年龄、同民族、同地区青少年(即"同质"观察单位)的身高,有高有低,各不相同,称为身高的变异。同质观察单位之间的个体变异,是生物的重要特征。同质是相对的,没有同质性就不能构成一个总体;而变异是绝对的,没有变异就无需统计学。统计的任务就是在同质分组的基础上,通过对个体变异的研究,透过偶然现象,反映同质事物的本质特征和规律。

三、总体与样本

总体(population)是根据研究目的确定的同质的研究对象的某次变量值的集合。例如,研究某地 2012 年正常成人的血压值,则研究对象是该地 2012 年的正常成人,观察单位是每个人,变量是血压,变量值是测得的血压值,该地 2012 年全部正常成人的血压值就构成一个总体。它的同质基础是同一地区,同一年份,同为正常成人。这里的总体只包括有限个观察单位,称为有限总体(finite population)。

有时总体是设想的,如研究高血压患者用某药治疗后的血压,这里的总体同质基础应是同为高血压的所有患者,其观察单位数显然是不确定的,无限的,称为无限总体。

医学研究中,很多是无限总体,要直接研究总体的情况是不可能的。即使对有限总体来说,若包括的观察单位数过多,直接研究总体也是耗费人力、财力很大的,有时也是不可能和不必要的,因此我们通常都用样本。所谓样本(sample),是指从总体中随机抽取的有代表性的一部分研究对象。对抽样所得到的样本进行深入观察与测量,获取数据;再通过统计学知识,用样本数据推断总体特征。

四、参数和统计量

统计学中把总体的特征指标统称为参数(parameter)。而由样本算得的相应的特征指标称为统计量(statistics)。如研究某地成年男子的平均脉搏数(次/分),并从该地抽取 1000 名成年男子进行测量,所得的样本平均数即称为统计量。习惯上用希腊字母表示总体参数,例如 μ 表示总体均数,π 表示总体率,σ 表示总体标准差等。以拉丁字母表示统计量,$\bar{X}$ 表示样本均数,P 表示样本率,S 表示样本标准差等。

同质与变异、总体与样本、参数与统计量之间的关系见图 2-2 所示。

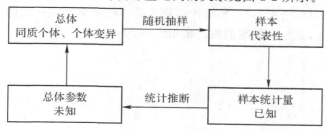

图 2-2　各概念之间的关系

五、常用的实验设计方法

1.完全随机设计(completely random design)　不考虑个体差异的影响,仅涉及一个处理因素,但可以有两个或多个水平,所以亦称单因素实验设计。该设计常用于将受试对象按随机化原则分配到处理组和对照组中,各组样本例数可以相等,也可以不等,但相等时效率高。完全随机设计的优点是设计和统计分析方法简单易行;缺点是只分析一个因素,没有考虑个体间的差异,因而要求各观察单位要有较好的同质性,否则,需扩大样本含量。

2.配对设计(paired design)　配对设计是将受试对象按配对条件配成对子,每对中的个体接受不同的处理。配对设计一般以主要的非实验因素作为配比条件,而不以实验因素作为配比条件。动物实验中,常将同性别、同窝别、体重相近的两个动物配成一对;人群试验中,常将性别和年龄、生活条件、工作条件相同或相近的两个人配成对子,再按随机化原则把每对中的受试对象分别分配到实验组和对照组,或不同处理组。此外,某些医学实验研究中的自身对照也可看作配对设计,如某指标治疗前后的比较,同一受试对象不同部位、不同器官的比较,同一标本不同检测方法的比较。

六、统计描述与统计推断

统计描述(statistical description),主要描述样本特征,不考虑抽样误差问题。描述的形式有:①列表描述,如一览表、频数表;②图示描述,如直条图、直方图、构成图;③指标描述,如平均数、标准差。统计描述是对原始资料的一种概括,即把分散而不好理解的原始数据,通过计算有关指标,阐明事物的内在联系和规律。

统计推断(statistical inference)是通过样本所提供的信息来推断总体特征,考虑了抽样误差问题,推断的内容有:①总体参数的估计;②假设检验。

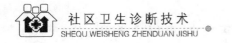
七、概率

概率(probability)是描述某事件发生的可能性大小的一个度量。如事件 A 发生的可能性大小,用实数来表示,就称为事件 A 的概率,常记为 $P(A)$,大量观察某病病例的病亡情况时,就可以得出病亡例数 f 占总病例数 n 的比值,称为频率 f/n。当 n 充分大时,就以频率作为概率,概率常用 P 来表示。随机事件概率的大小在 0 与 1 之间,即 $0 < P < 1$,常用小数或百分数表示。P 越接近 1,表示某事件发生的可能性越大;P 越接近 0,表示某事件发生的可能性越小。$P=1$ 表示事件必然发生,$P=0$ 表示事件不可能发生,它们是确定性的,不是随机事件,但可以把它们看成随机事件的特例。若随机事件 A 的概率 $P(A) \leqslant \alpha$,习惯上,当 $\alpha = 0.05$ 时,就称 A 为小概率事件,其统计学意义是小概率事件在一次随机试验中不可能发生。此为小概率原理,是统计推断的理论根据之一。

第三章　数值变量的统计描述

统计描述是用统计指标、统计图或统计表描述资料的分布规律及其数量特征。通过实验或调查收集到的数值变量资料，例数较多时，可以先将数据编制成频数表，了解变量值的分布情况，然后计算平均数描述其集中位置，计算变异程度指标描述其离散程度；例数较少时，亦可直接计算平均数和变异指标。

第一节　数值变量资料的频数分布

一、频数表的编制

频数就是观察值的个数，将各个类别及其相应的频数（或频率、百分比）用表格的形式全部列出来，就是频数分布表，简称频数表。

以某地某年 100 名成年男子血清总胆固醇测定结果为例，说明频数分布表的编制步骤。

【例 3.1】　某地某年 100 名健康成年男子血清总胆固醇浓度见表 3-1，试编制频数分布表。

表 3-1　某地某年 100 名成年男子血清总胆固醇浓度（mol/L）

3.37	4.79	5.10	4.77	5.32	4.50	5.10	4.70	4.44	5.16
4.37	6.25	5.55	4.56	3.35	4.08	4.63	3.61	4.97	4.17
5.77	5.09	4.38	5.18	4.79	5.15	4.79	5.30	4.77	4.40
4.89	5.86	3.40	3.38	4.55	5.15	4.24	4.32	5.85	3.24
5.85	3.04	3.89	6.16	4.58	5.72	4.87	5.17	4.61	4.12
4.43	4.31	6.14	4.88	2.70	4.60	6.55	4.76	4.48	6.51
5.18	3.91	5.39	4.52	4.47	3.64	4.09	5.96	6.14	4.69
6.36	4.60	5.09	4.47	3.56	4.23	4.34	5.18	5.69	4.25
6.30	3.95	4.03	5.38	5.21	7.22	4.31	4.71	5.21	3.97
5.12	4.55	4.90	3.05	5.20	4.74	5.54	3.93	3.50	6.38

1.计算全距（range）　全距也称极差，用 R 表示。

$$R = X_{\max} - X_{\min} \tag{3-1}$$

式中：R 是全距，$X_{\max}$ 为所有数据中最大值，$X_{\min}$ 为所有数据中最小值。

本例中，$X_{\max} = 7.22(\text{mol/L})$，$X_{\min} = 2.70(\text{mol/L})$，$R = 7.22 - 2.70 = 4.52(\text{mol/L})$。

2.确定组数（k）　组数的确定应以能够显示数据的分布特征和规律为目的，根据样本含量的大小确定组数，一般设 8～15 个组段。观察单位较少时组数可相对少些，观察单位较多

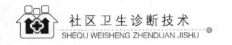
时组数可相对多些。

本例中，$R=4.52(mol/L)$，$N=100$，可分 10 组，即 $k=10$。

3.确定组距(i)　根据全距和组数确定组距(i)，组距可用公式(3-2)进行估算。

$$i=R/k \tag{3-2}$$

本例中，$i=4.52/10=0.452(mol/L)$，为方便计算，取 0.5mol/L 作为组距。

4.划分组段　各组段的界限应清晰分明，第一组段应包括最小值，最后一组段应包括最大值。每一组段的起始值称下限，终止值称上限。为避免交叉，各组段从下限开始(包括下限)，到本组段上限为止(不包括上限)，即遵循"不重不漏，含组下限，不含组上限(最后一组除外)"原则。各组用下限＋"～"表示，最后一组同时写出上下限。

5.计算频数，形成频数分布表　按照确定的组段设计划记表(表 3-2)，将原始数据进行归纳计数，可用划"正"字的方式(见表 3-2 第 2 列)，并给出各组段的频数 f(见表 3-2 第 3 列)，完成频数表的编制。

表 3-2　某地某年 100 名健康成年男子血清总胆固醇浓度(mol/L)频数表

组段(1)	划记(2)	频数(3)	组中值(4)	fX(5)	fX^2(6)
2.50～	一	1	2.75	2.75	7.56
3.00～	正丁	7	3.25	22.75	73.94
3.50～	正正	9	3.75	33.75	126.56
4.00～	正正正正	20	4.25	85.00	361.25
4.50～	正正正正正	25	4.75	118.75	564.06
5.00～	正正正正	19	5.25	99.75	523.69
5.50～	正正	9	5.75	51.75	297.56
6.00～	正丁	7	6.25	43.75	273.44
6.50～	丁	2	6.75	13.50	91.13
7.00～7.50	一	1	7.25	7.25	52.56
合计		100		479.00	2371.75

二、频数分布图的绘制

根据数值变量资料的频数分布表，以观察值为横轴，以各组频数为纵轴，每一组画一等宽矩形，矩形面积与该组频数成正比，如图 3-1 所示，称为频数分布图，简称频数图。

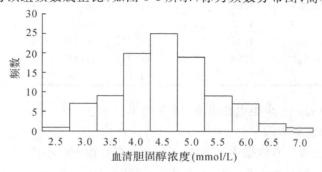

图 3-1　某地某年 100 名健康成年男子血清胆固醇浓度的频数分布图

三、频数分布的用途

1. 揭示资料的分布类型 频数分布有对称分布和偏态分布之分。对称分布是指多数频数集中在中央位置，两端的频数分布大致对称。偏态分布是指频数分布不对称，集中位置偏向一侧，若集中位置偏向数值小的一侧，称为正偏态分布；集中位置偏向数值大的一侧，称为负偏态分布，如冠心病、大多数恶性肿瘤等慢性病患者的年龄分布为负偏态分布。临床上正偏态分布资料较多见。不同的分布类型应选用不同的统计分析方法。

2. 发现资料的两个重要特征是集中趋势（central tendency）和离散程度（dispersion）。如从表 3-2 可见 100 名健康成年男子的血清胆固醇浓度向中央集中，以 4.50～5.00mol/L 附近居多，是集中趋势；从中央到左右两侧频数分布逐渐减少，是离散程度。对于数值变量资料，可从集中趋势和离散程度两个侧面去分析其规律性。

3. 便于发现某些极大和极小的可疑值 如在频数分布表的两侧，连续出现几个组段的频数为 0 后，又出现特大和特小值，就应检查核对原始资料是否存在错误，如有错，应即时更正。

第二节　集中趋势的统计描述指标

描述一组同质观察值的平均水平或集中趋势的常用指标有均数、几何均数、中位数等。

一、算术均数

算术均数（arithmetic mean）简称均数（mean）。常用 $\bar{X}$ 表示样本均数，μ 表示总体均数。均数用于反映一组同质观察值的平均水平，适用于正态或近似正态分布的数值变量资料。其计算方法有：

1. 直接法 用于样本含量较少时，其公式为：

$$\bar{X} = \frac{\sum X}{n} = \frac{X_1 + X_2 + \cdots + X_n}{n} \tag{3-3}$$

式中：希腊字母 $\sum$（读作 sigma）表示求和；$X_1, X_2, \cdots, X_n$ 为各观察值；n 为样本含量，即观察值的个数。

【例3.2】 某地区 10 名健康成年男子脉搏资料（次／分）为 82,71,70,64,73,62,79,65,67,73，求平均脉搏。

$$\bar{X} = \frac{82 + 71 + 70 + 64 + 73 + 62 + 79 + 65 + 67 + 73}{10} = 70.6（次／分）$$

2. 加权法（weighting method） 用于频数表资料或样本中相同观察值较多时，其公式为：

$$\bar{X} = \frac{f_1 X_1 + f_2 X_2 + \cdots + f_k X_k}{f_1 + f_2 + \cdots + f_k} = \frac{\sum fX}{\sum f} \tag{3-4}$$

式中：$X_1, X_2, \cdots, X_k$ 与 $f_1, f_2, \cdots, f_k$ 分别为频数表资料中各组段的组中值[组中值为该组段

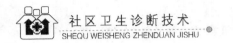
的(下限＋上限)/2]和相应组段的频数。

【例 3.3】 利用表 3-2 计算 100 名健康成年男子血清总胆固醇浓度(mol/L)的均数。

$$\overline{X} = \frac{1 \times 2.75 + 7 \times 3.25 + \cdots + 2 \times 6.75 + 1 \times 7.25}{1 + 7 + \cdots + 2 + 1} = 4.79 (\text{mol/L})$$

二、几何均数

几何均数(geometric mean)用 G 表示,适用于 ① 对数正态分布,即数据经过对数变换后呈正态分布的资料;② 等比级数资料,即观察值之间呈倍数或近似倍数变化的资料。如医学实践中的抗体滴度、平均效价等。其计算方法有:

1.直接法

$$G = \sqrt[n]{X_1 X_2 \cdots X_n} \tag{3-5}$$

或

$$G = \lg^{-1} \left(\frac{\lg X_1 + \lg X_2 + \cdots + \lg X_n}{n} \right) = \lg^{-1} \left[\frac{\sum \lg X}{n} \right] \tag{3-6}$$

【例 3.4】 有 8 份血清的抗体效价分别为 1:5,1:10,1:20,1:40,1:80,1:160,1:320,1:640,求平均抗体效价。

$$G = \sqrt[8]{5 \times 10 \times 20 \times 40 \times 80 \times 160 \times 320 \times 640} = 56.57$$

$$G = \lg^{-1} \left(\frac{\lg 5 + \lg 10 + \lg 20 + \lg 40 + \lg 80 + \lg 160 + \lg 320 + \lg 640}{8} \right)$$

$$= \lg^{-1}(1.7526) = 56.57$$

2.加权法

$$G = \lg^{-1} \left(\frac{f_1 \lg X_1 + f_2 \lg X_2 + \cdots + f_k \lg X_k}{f_1 + f_2 + \cdots + f_k} \right) = \lg^{-1} \left[\frac{\sum f \lg X}{\sum f} \right] \tag{3-7}$$

【例 3.5】 某人群 100 人接种某疫苗后的血清抗体滴度见表 3-3,求平均滴度。

表 3-3　某人群 100 人接种某疫苗后的血清抗体滴度

抗体滴度	人数	滴度倒数	$\lg X$	$f \cdot \lg X$
1:10	3	10	1.0000	3.0000
1:20	11	20	1.3010	14.3113
1:40	21	40	1.6021	33.6433
1:80	25	80	1.9031	47.5773
1:160	19	160	2.2041	41.8283
1:320	13	320	2.5052	32.5670
1:640	8	640	2.8062	22.4494
合计	100	—	—	195.4265

$$G = \lg^{-1} \left(\frac{195.4265}{100} \right) = \lg^{-1}(1.9543) = 90.01$$

即 100 人接种某疫苗后的血清平均抗体滴度为 1:90.01。

注意:计算几何均数时观察值中不能有 0,因 0 不能取对数;一组观察值中不能同时有正或负值。

三、中位数与百分位数

中位数（median）用 M 表示。中位数是一组由小到大按顺序排列的观察值中位次居中的数值。中位数可用于描述 ① 非正态分布资料（对数正态分布除外）；② 频数分布的一端或两端无确切数据的资料；③ 总体分布不清楚的资料。在全部观察中，小于和大于中位数的观察值个数相等。

百分位数（percentile）用 P_X 表示。一个百分位数 P_X 将一组观察值分为两部分，理论上有 $X\%$ 的观察值比它小，有 $(100-X)\%$ 的观察值比它大，是一种位置指标。中位数是一个特定的百分位数，即 $M=P_{50}$。

1. 直接法　将观察值由小到大排列，按下列公式计算：

若 n 为奇数，则 $M=X_{(n+1)/2}$ 　　　　　　　　　　　　　　　　　(3-8)

若 n 为偶数，则 $M=\dfrac{1}{2}(X_{\frac{n}{2}}+X_{\frac{n}{2}+1})$ 　　　　　　　　　　　　　　(3-9)

式中下标 $\dfrac{n}{2}$、$\dfrac{n}{2}+1$、$\dfrac{n+1}{2}$ 为有序数列的位次。$X_{\frac{n+1}{2}}$、$X_{\frac{n}{2}}$、$X_{\frac{n}{2}+1}$ 为相应位次的观察值。

【例 3.6】　有 9 名中学生甲型肝炎的潜伏期（天）：14，12，15，13，14，15，15，19，17，试求中位数。

变量值按大小顺序排列：12，13，14，14，15，15，15，17，19

$$M=X_{\frac{9+1}{2}}=X_5=15（天）$$

若仅有前 8 名中学生的潜伏期，正中间有 2 个数据，则

$$M=\frac{1}{2}(X_{\frac{8}{2}}+X_{\frac{8}{2}+1})=\frac{1}{2}(X_4+X_5)=\frac{1}{2}(14+15)=14.5（天）$$

2. 频数表法　用于频数表资料。

频数表法可计算百分位数与中位数，首先要确定 P_X 所在的组段。先计算 $n \cdot X\%$，累计频数中大于 $n \cdot X\%$ 的最小值所在的组段就是 P_X 所在组段。

$$P_X=L+\frac{i}{f_X}(n \times X\%-\sum f_L) \tag{3-10}$$

$$M=L+\frac{i}{f_M}(n \times 50\%-\sum f_L) \tag{3-11}$$

式中：L、i、f_M 分别为 M 所在组段的下限、组距和频数；$\sum f_L$ 为小于 L 的各组段的累计频数。

【例 3.7】　某地 199 名居民食物中毒，患者的潜伏期见表 3-4，求中位数 M、P_{25}、P_{75}。

表 3-4　199 名食物中毒患者的潜伏期

潜伏期（小时） (1)	人数 f (2)	累计频数 $\sum f$ (3)	累计频率（%） (4)=(3)/n
0 ～	30	30	15.1
12 ～	71	101	50.8
24 ～	49	150	75.4
36 ～	28	178	89.4
48 ～	14	192	96.5
60 ～	6	198	99.5
72 ～ 84	1	199	100.0
合计	199		

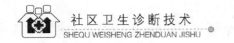
中位数对应的累计频率是 50%，对表中第（4）栏自上而下计算累计频率。由第（4）栏知在"12～"组段的累计频率为 50.8%，包含 50% 的累计频率，故 M 在"12～"组段内，将相应的 L、f_{50}、$\sum f_L$ 代入式（3-11），求得 M。

$$M = P_{50} = L + \frac{i}{f_{50}}(n \times 50\% - \sum f_L) = 12 + \frac{12}{71}(199 \times 50\% - 30) = 23.75（小时）$$

同理，P_{25} 对应的累计频率为 25%，位于"12～"组段；P_{75} 对应的累计频率为 75%，位于"24～"组段。用公式（3-10）计算，得

$$P_{25} = L + \frac{i}{f_{25}}(n \times 25\% - \sum f_L) = 12 + \frac{12}{71}(199 \times 25\% - 30) = 15.34（小时）$$

$$P_{75} = L + \frac{i}{f_{75}}(n \times 75\% - \sum f_L) = 24 + \frac{12}{49}(199 \times 75\% - 101) = 35.82（小时）$$

百分位数用于描述一组数据某一百分位位置的水平，多个百分位数结合应用时，可描述一组观察值的分布特征；百分位数可用于确定非正态分布资料的医学参考值范围。应用百分位数，样本含量要足够大，否则不宜取靠近两端的百分位数。

第三节　　离散程度的统计描述指标

仅用平均数来描述数据分布的特征是不够的，数据的分布特征不仅包括集中趋势，还应当包括离散程度。以一个例子来进行说明。

【例 3.8】　　三组同性别、同年龄的儿童身高（cm）如下，分析其集中趋势：

A	138	139	140	141	142
B	137	138	140	142	143
C	136	137	140	143	144

上述三组数据的平均数均为 140cm，但这并不能说明三组儿童的身高分布特征相同。从数据的分布可以看出，C 组的资料比 A 组和 B 组分布更分散，即数据的变异程度不一样，A 组和 B 组的身高分布也不尽相同。因此，除了用平均数描述资料的集中程度，还需要有描述资料离散程度的指标。只有把集中指标和离散指标结合起来才能全面反映资料的分布特征。常用变异指标有全距、四分位数间距、方差、标准差、变异系数。

一、全距

全距（range，简记为 R）亦称极差，是一组同质观察值中最大值与最小值之差。它反映了个体差异的范围，全距大，说明变异度大；反之，全距小，说明变异度小。计算例 3.8 三组数据的全距分别为，A 组：4cm，B 组：6cm，C 组：8cm。虽然三组数据的均数都等于 140cm，但离散程度不一样，两者指标的结合就把不同组数据的特征反映出来。

用全距描述定量资料的变异度大小，计算简单，不足之处有：① 只考虑最大值与最小值之差异，不能反映组内其他观察值的变异度；② 样本含量越大，出现较大或较小值的可能性越大，则全距可能越大。因此全距不稳定。

二、四分位数间距

四分位间距(quartile range,简记为 QR)为上四分位数 Q_U(即 P_{75})与下四分位数 Q_L(即 P_{25})之差。四分位数间距可看成是中间 50% 观察值的极差,其数值越大,变异度越大,反之,变异度越小。如例 3.7 中,已求得 $Q_U = P_{75} = 35.82$ 小时,$Q_L = P_{25} = 15.34$ 小时,则四分位数间距 $QR = Q_U - Q_L = 35.82 - 15.34 = 20.48$(小时)。由于四分位数间距不受两端个别极大值或极小值的影响,因而四分位数间距较全距稳定,但仍未考虑全部观察值的变异度,常用于描述偏态频数分布以及分布的一端或两端无确切数值资料的离散程度。

三、方差(variance)

为了全面考虑观察值的变异情况,克服全距和四分位数间距的缺点,需计算总体中每个观察值 X 与总体均数 μ 的差值$(X - \mu)$,称之为离均差。由于 $\sum(X - \mu) = 0$,不能反映变异度的大小,而用离均差平方和 $\sum(X - \mu)^2$(sum of squares of deviations from mean)反映之,同时还应考虑观察值个数 N 的影响,故用总体方差 σ^2 表示。

$$\sigma^2 = \frac{\sum(X - \mu)^2}{N}$$

(3-12)

在实际工作中,总体均数 μ 往往是未知的,所以只能用样本均数 $\overline{X}$ 作为总体均数 μ 的估计值,即用 $\sum(X - \overline{X})^2$ 代替 $\sum(X - \mu)^2$,用样本例数 n 代替 N。但再按式(3-12)计算的结果总是比实际 σ^2 小,需用 $n - 1$ 代替 n 来校正,这就是样本方差 S^2,其公式为

$$S^2 = \frac{\sum(X - \overline{X})^2}{n - 1}$$

(3-13)

式中的 $n - 1$ 称为自由度(degree of freedom)。

四、标准差

方差的度量单位是原度量单位的平方,将方差开方后即得标准差(standard deviation,S),标准差与原数据的度量单位相同。标准差大,表示观察值的变异度大;反之,标准差小,表示观察值的变异度小。计算见公式(3-14)和(3-15)。

$$\sigma = \sqrt{\frac{\sum(X - \mu)^2}{n}}$$

(3-14)

$$S = \sqrt{\frac{\sum(X - \overline{X})^2}{n - 1}}$$

(3-15)

离均差平方和 $\sum(X - \overline{X})^2$ 常用 SS 表示。数学上可以证明:

$$SS = l_{XX} = \sum(X - \overline{X})^2 = \sum X^2 - \frac{(\sum X)^2}{N},$$

所以,样本标准差的计算公式可写成:

$$直接法:S = \sqrt{\frac{\sum X^2 - \frac{(\sum X)^2}{n}}{n - 1}}$$

(3-16)

$$
加权法：S = \sqrt{\dfrac{\sum fX^2 - \dfrac{(\sum fX)^2}{\sum f}}{\sum f - 1}} \tag{3-17}
$$

【例 3.9】 计算例 3.8 三组数据的标准差。

A：$\quad n = 5, \sum X = 138 + 139 + 140 + 141 + 142 = 700$

$$
\sum X^2 = 138^2 + 139^2 + 140^2 + 141^2 + 142^2 = 98010
$$

代入公式(3.16)，得

$$
S = \sqrt{\dfrac{\sum X^2 - \dfrac{(\sum X)^2}{n}}{n - 1}} = \sqrt{\dfrac{98010 - \dfrac{700^2}{5}}{5 - 1}} = 1.58(\text{cm})
$$

同理得：B：$S = 2.55(\text{cm})$；C：$S = 3.54(\text{cm})$。

由于 A 组的标准差最小，故认为其均数的代表性较其他组要好。

【例 3.10】 计算表 3-2 中 100 名健康成年男子血清总胆固醇浓度(mol/L) 的标准差。

由表 3-2 可得，$\sum f = 100, \sum fX = 479.00, \sum fX^2 = 2371.75$。代入公式(3.17)，得

$$
S = \sqrt{\dfrac{\sum fX^2 - \dfrac{(\sum fX)^2}{n}}{n - 1}} = \sqrt{\dfrac{2371.75 - \dfrac{479.00^2}{100}}{99}} = 0.88(\text{mol/L})
$$

五、变异系数

变异系数(coefficient of variation，简记为 CV) 常用于比较度量单位不同或均数相差悬殊的两组或多组资料的变异度。如身高与体重的变异程度的比较，儿童身高和成人身高变异程度的比较。其公式为

$$
CV = \dfrac{S}{\overline{X}} \times 100\% \tag{3-18}
$$

【例 3.11】 某地 100 名 8 岁男孩身高 $\overline{X} = 123.04\text{cm}, S = 4.79\text{cm}$；体重 $\overline{X} = 23.46\text{kg}$，$S = 2.68\text{kg}$，比较变异程度。

身高 $\quad CV = 4.79/123.04 \times 100\% = 3.89\%$

体重 $\quad CV = 2.68/23.64 \times 100\% = 11.42\%$

该地 8 岁男孩体重的变异大于身高的变异，或者说身高的变异比体重小。

【例 3.12】 某地 60 名新生男婴体重 $\overline{X} = 3.40\text{kg}, S = 0.42\text{kg}$；80 名 18 岁男中学生体重 $\overline{X} = 57.20\text{kg}, S = 5.60\text{kg}$，比较变异程度。

男婴 $\quad CV = 0.42/3.40 \times 100\% = 12.06\%$

男中学生 $\quad CV = 5.60/57.20 \times 100\% = 9.79\%$

该地新生男婴体重的变异大于 18 岁男中学生体重的变异。

第四节 　正态分布及其应用

一、正态分布的概念

由表 3-2 的频数表资料所绘制的直方图,从图 3-3(1)可以看出,高峰位于中部,左右两侧大致对称。如果观察例数逐渐增多,组段不断细分,直方图顶端的连线就会逐渐形成一条高峰位于中央(均数所在处),两侧逐渐降低且左右对称,不与横轴相交的光滑曲线图 3-3(3)。这条曲线称为频数曲线或频率曲线,近似于数学上的正态分布(normal distribution)。由于频率的总和为 100% 或 1,故该曲线下横轴上的面积为 100% 或 1。

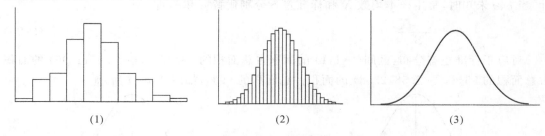

图 3-3　频数分布逐渐接近正态分布示意图

为了应用方便,常对正态分布变量 X 作变量变换:

$$Z = \frac{X - \mu}{\sigma} \tag{3-19}$$

该变换使原来的正态分布转化为标准正态分布($\mu = 0, \sigma = 1$)(standard normal distribution),亦称 Z 分布或 u 分布。Z 被称为标准正态变量或标准正态离差(standard normal deviate)。

二、正态分布的特征

1. 正态曲线(normal curve)在横轴上方均数处最高。

2. 正态分布以均数为中心,左右对称。

3. 正态分布有两个参数,即均数 μ 和标准差 σ。μ 是位置参数,当 σ 固定不变时,μ 越大,曲线越沿横轴向右移动;反之,μ 越小,则曲线越沿横轴向左移动。σ 是形状参数,当 μ 固定不变时,σ 越大,曲线越平阔;σ 越小,曲线越尖峭。通常用 $N(\mu, \sigma^2)$ 表示均数为 μ,方差为 σ^2 的正态分布。用 $N(0,1)$ 表示标准正态分布。具体见图 3-4 所示。

4. 正态曲线下面积的分布有一定规律。

实际工作中,常需要了解正态曲线下横轴上某一区间的面积占总面积的百分数。正态曲线的面积分布有一定的规律:① 正态曲线下横轴上的总面积为 100% 或 1;② 区间($\mu - 1\sigma, \mu + 1\sigma$)的面积占总面积的 68.27%,($\mu - 1.96\sigma, \mu + 1.96\sigma$)的面积占总面积的 95%,($\mu - 2.58\sigma, \mu + 2.58\sigma$)的面积占总面积的 99%,如图 3-5(1)所示。

标准正态分布是正态分布的一个特例,任何正态分布都可以通过上述的 Z 变换转换成

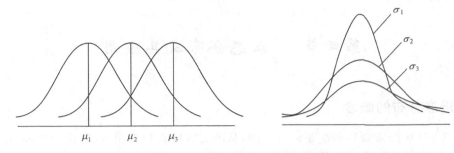

图 3-4　正态曲线的图形变化

标准正态分布。根据标准正态分布的函数编制成"标准正态分布曲线下的面积"（附表 1），对于正态或近似正态分布的资料，已知均数和标准差，就可通过 Z 变换对其频数分布作出估计。当 μ、σ 未知时，常用样本均数 $\overline{X}$ 和标准差 S 分别代替 μ 和 σ，即

$$Z = \frac{X - \overline{X}}{S} \tag{3-20}$$

对应于标准正态分布：区间 $(-1,1)$ 的面积占总面积的 68.27%，$(-1.96,1.96)$ 的面积占总面积的 95%，$(-2.58,2.58)$ 的面积占总面积的 99%，如图 3-5（2）所示。

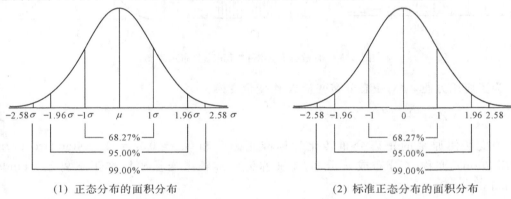

（1）正态分布的面积分布　　　　　（2）标准正态分布的面积分布

图 3-5　正态曲线与标准正态曲线的面积分布

三、正态分布的应用

某些医学现象，如同质群体的身高、红细胞数、血红蛋白量、胆固醇含量等，以及实验中的随机误差，呈现为正态或近似正态分布；有些资料虽为偏态分布，但经数据变换后可成为正态或近似正态分布，故可按正态分布规律处理。

1. 估计正态分布资料的频数分布

【例 3.13】　某地 2009 年抽样调查了 100 名 20 岁男大学生身高（cm），其均数 $\overline{X}=174.50$ cm，标准差 $S=4.20$ cm。① 估计该地 20 岁男大学生身高在 170.00cm 以下者占该地 20 岁男大学生总数的百分数；② 估计该地 20 岁男大学生身高在 $170.00 \sim 178.00$ cm 之间者占该地 20 岁男大学生总数的百分数；③ 分别求 $\overline{X} \pm 1S$、$\overline{X} \pm 1.96S$、$\overline{X} \pm 2.58S$ 范围内 20 岁男大学生占该地 20 岁男大学生总数的实际百分数，并与理论百分数比较。

解　① 首先求 170.00cm 所对应的 Z 值

$$Z = \frac{X - \bar{X}}{S} = \frac{170.00 - 174.50}{4.20} = -1.07$$

查附表 1，$\Phi(1.07) = 0.8577$，由曲线下两侧面积对称可得：$\Phi(-1.07) = 1 - \Phi(1.07)$ $= 1 - 0.8577 = 0.1423$，即理论上该地 20 岁男大学生身高在 170.00cm 以下者占该地 20 岁男大学生总数的 14.23%。

② 求 178.00cm 所对应的 Z 值

$$Z = \frac{X - \bar{X}}{S} = \frac{178.00 - 174.50}{4.20} = 0.83$$

查附表 1，$\Phi(0.83) = 0.7967$，$\Phi(0.83) - \Phi(-1.07) = 0.7967 - 0.1423 = 0.6544$，即理论上该地 20 岁男大学生身高在 170.00 ~ 178.00cm 之间者占该地 20 岁男大学生总数的 65.44%。

③ 计算结果见表 3-5。

表 3-5 100 名 20 岁男大学生身高的实际分布与理论分布

$\bar{X} \pm S$	身高范围(cm)	实际分布		理论分布(%)
		人数	百分数(%)	
$\bar{X} \pm 1S$	170.30 ~ 178.70	67	67.00	68.27
$\bar{X} \pm 1.96S$	165.27 ~ 182.73	95	95.00	95.00
$\bar{X} \pm 2.58S$	163.66 ~ 185.34	99	99.00	99.00

2. 制定医学参考值范围　医学参考值范围亦称医学正常值范围。它是指所谓"正常人"的解剖、生理、生化等指标的波动范围。制定正常值范围的步骤：① 要确定一批样本含量足够大的"正常人"，所谓"正常人"不是指"健康人"，而是指排除了影响所研究指标的疾病和有关因素的同质人群，样本含量一般在 100 及以上；② 需根据研究目的和使用要求选定适当的百分界值，如 80%，90%，95% 和 99%，常用 95%；③ 根据资料的分布特点，选用恰当的计算方法，如资料呈正态分布或近似正态分布则选用正态分布法，如资料不符合正态分布，则选用百分位数法；④ 根据指标的实际用途确定单侧或双侧界值，如白细胞计数过高过低皆属不正常须确定双侧界值，又如肝功中转氨酶过高属不正常须确定单侧上界，肺活量过低属不正常须确定单侧下界。常用方法有：

(1) 正态分布法：适用于正态或近似正态分布的资料。

双侧界值：$\bar{X} \pm u_a S$；

单侧上界：$\bar{X} + u_a S$；

单侧下界：$\bar{X} - u_a S$。

常用 u_a 值见表 3-6 所示。

表 3-6 常用 u_a 值表

参考值范围(%)	单侧	双侧
80	0.842	1.282
90	1.282	1.645
95	1.645	1.960
99	2.326	2.576

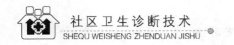
（2）百分位数法：常用于偏态分布资料以及资料中一端或两端无确切数值的资料。

双侧界值：$P_{2.5}$ 和 $P_{97.5}$；

单侧上界：P_{95}；

单侧下界：P_5。

【例 3.14】　已知某人群健康成年男性脉搏的均数为 71.32 次/分，标准差为 5.80 次/分，求该健康成年男性脉搏 95% 的参考值范围。

该资料采用正态分布法公式，双侧 95% 的参考值范围为：

$$\overline{X} \pm 1.96S = (71.32 \pm 1.96 \times 5.802) = (59.942 \sim 82.69) \text{次/分}$$

即该健康成年男性脉搏 95% 的参考值范围为 59.94～82.69（次/分）。

3. 正态分布是许多统计方法的理论基础：如 t 分布、F 分布、χ^2 分布都是在正态分布的基础上推导出来的，Z 检验也是以正态分布为基础的。

第四章　分类资料的统计描述

第一节　相对数

相对数（relative number）是两个有联系的绝对数之比。其意义在于可以将基数不同的指标转换为基数相同的指标，使其具有可比性。常用的分类变量的相对数有率、构成比、相对比。

分类变量的变量值是定性的，可先对其观察结果进行统计整理，即按照分析要求，分类汇总观察单位数，即频数，然后计算相应的相对指标，如表 4-1 的（1）、（2）、（3）栏。

表 4-1　某地区 2005 年 35 岁以上不同年龄居民糖尿病的发病情况

年龄组 （1）	人口数 （2）	患病人数 （3）	患病率（%） （4）	构成比（%） （5）	患病率之比（6）
35～	652	12	1.8	3.0	—
40～	980	25	2.6	6.2	1.44
45～	811	31	3.8	7.7	2.11
50～	1074	45	4.2	11.2	2.33
55～	974	61	6.3	15.1	3.50
60～	674	54	8.0	13.4	4.44
65～	592	71	12.0	17.6	6.67
70～	1145	104	9.1	25.8	5.06
合计	6902	403	5.8	100.0	—

一、率

率（rate）是一频度指标，用以反映某现象发生的频度或强度。常以百分率（%）、千分率（‰）、万分率（1/万）和十万分率（1/10 万）等表示，计算公式为：

$$率 = \frac{发生某现象的观察单位数}{可能发生某现象的观察单位总数} \times 100\%（或 1000‰\cdots） \tag{4-1}$$

式中 100%、$1000‰$、$10000/10000$、10 万$/10$ 万等，依据习惯选定，或使得所计算得的率保留一到两位整数。常用的率包括发病率、患病率、死亡率、病死率等。计算各率时，要特别注意不同的率之间意义不同，计算过程中率的分子、分母也不同，如发病率与患病率、死亡率与病死率。

表 4-1 的第（4）栏中不同年龄组居民的糖尿病患病率即为率的指标。如 35～40 岁居民的调查人数为 652，患病人数为 12，则该年龄组的患病率＝12/652×100%＝1.8%。其余各

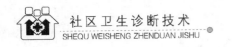

组的患病率可依此类推。

二、构成比

构成比(proportion)说明某事物内部各组成部分所占的比重或比例。常以百分数表示，计算公式为：

$$构成比 = \frac{某组成部分的观察单位数}{同一事物内部的观察单位总数} \times 100\% \qquad (4-2)$$

构成比的特点：①构成比各构成部分的相对数之和应为100%；②某一构成部分的增减会影响其他部分构成比相应的减少或增加。而某一部分率的变化并不影响其他部分率的影响，且其平均率不能简单地将各率相加后平均求得。

表4-1的第(5)栏中不同年龄组的糖尿病患病人数占总的患病人数的比例。如35～40岁年龄组的构成比＝12/403×100%＝3.0%。

三、比

比(ratio)又称为相对比，反映两个有关指标间数量上的比值，如A指标是B指标的若干倍，或A指标是B指标的百分之几，通常用倍数或分数表示。计算公式为：

$$比 = \frac{A}{B} \qquad (4-3)$$

相互比较的两个指标可以是相同性质的指标，也可以是性质不同的指标；两变量既可以为数值变量、分类变量，也可以是绝对数、相对数、平均数等。常用的相对比如变异系数(CV)、流行病学中的相对危险度(RR)、性别比、每千人口中医生数、每平方公里人口数、血清中白蛋白与球蛋白之比(A/G)等。

表4-1中第(6)栏为相对比，即各年龄组的患病率与35～40岁年龄组的发病率相比，如40～45岁年龄组与35～40岁年龄组相比，前者是后者的2.6/1.8＝1.44倍，余类推。

四、动态数列及其分析指标

动态相对数(dynamic series)，是一系列按时间顺序排列起来的统计指标(包括绝对数、相对数和平均数)，用以说明事物在时间上的变化和发展趋势。常用的分析指标见表4-2。

表4-2　某医院2001—2009年床位的发展动态

| 年份 | 年末床位数 | 绝对增长量 | | 发展速度 | | 增长速度 | |
(1)	(2)	累计(3)	逐年(4)	定基(5)	环比(6)	定基(7)	环比(8)
2001	1800	—	—	100.0	100.0	—	—
2002	1900	100	100	105.6	105.6	5.6	5.6
2003	2100	300	200	116.7	110.5	16.7	10.5
2004	2200	400	100	122.2	104.8	22.2	4.8
2005	2300	500	100	127.8	104.5	27.8	4.5
2006	2500	700	200	138.9	108.7	38.9	8.7
2007	2600	800	100	144.4	104.0	44.4	4.0
2008	2700	900	100	150.0	103.8	50.0	3.8
2009	2900	1100	200	161.1	107.4	61.1	7.4

1. 绝对增长量 说明事物在一定时期所增加的绝对数量。可计算：①累计增长量，如表中第(3)栏，以2001年床位数为基数，各年床位数与其相减即得。②逐年增长量，即下一年床位数与上一年相减，如表中第(4)栏。

2. 发展速度和增长速度 发展速度和增长速度均为比，说明事物在一定时期的速度变化。发展速度可计算：①定基比，即以2001年的指标为基数，以后各年的指标与之相比，如表中的第(5)栏；②环比，即以前一个时间的指标为基数，以相邻的后一个指标与之相比，如表中的第(6)栏。增长速度的定基=发展速度的定基-100，增长速度的环比=发展速度的环比-100。

3. 平均发展速度和平均增长速度 用于概括某一时期的速度变化，其计算公式为：

$$平均发展速度 = \sqrt[n]{a_n/a_0}$$

$$平均增长速度 = 平均发展速度 - 1(或100)$$

本例计算：

$$平均发展速度 = \sqrt[8]{2900/1800} = 1.061 = 106.1\%$$

$$平均增长速度 = 1.061 - 1 = 0.061 = 6.1\%$$

4. 动态数列不仅可以总结过去，还可以预测未来。

例如，根据表4-2，预测该地2012年的床位数。

解：$1.061 = \sqrt[11]{a_{11}/1800}$，得$a_{11} = 3453$张。

即根据该地2001—2009年的平均发展速度，到2012年该医院的床位数可达3453张。

需要注意：预测时要用近期比较稳定的速度会更接近实际的预测值。

第二节 应用相对数的注意事项

1. 计算相对数时分母不宜过小。观察例数过小时抽样误差较大，计算的相对数往往不稳定，可靠性差。所以当观察例数较少(如少于30例)时，一般以绝对数表示为好，如以相对数表示，应给出其可信区间。但在动物实验中，由于实验过程中可以严格控制各项因素的影响，如严格挑选实验动物，控制实验条件，如温度、湿度等，最大限度地降低这些因素对实验结果的影响，这样使用较少的动物也可得到较稳定的实验结果，此时可以以相对数表示。

2. 不能以构成比代替率。构成比与率是两个不同的概念，其意义也不同，前者反映的是事物内部各组成部分所占的比例，不能反映某事件发生的频率和频度，常见的错误为：根据构成比来比较不同事件的发生频度，或比较不同年代某事件的发生频度。如有人根据表4-1第(5)错误地认为70岁以上组的患病率最高。

3. 平均率的正确计算。求几个相对数的平均数时，不能简单地将几个相对数相加后除以相对数的个数。如表4-1资料中，如求35岁以上居民糖尿病的平均患病率就不能用(1.8+2.6+3.8+4.2+6.3+8.0+12.0+9.1)/8=5.98(%)。相对数的分母(观察单位总数)不同，求平均数时不能简单将各分率相加，应将各率的分子、分母分别相加后，分子之和除以分母之和，即403/6902=5.8%。

4. 各相对数进行比较要注意资料的可比性。影响相对数大小的因素很多，除研究因素

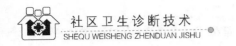

外,其他因素,如性别、年龄、病情等也可影响相对数的大小,因此注意消除其他因素的影响,相互比较的相对数具有可比性。

5.样本资料的比较应进行假设检验。如数值型变量一样,抽样所得的样本相对数也有抽样误差,因此相对数间的比较也应做假设检验。

第三节　标准化法及其应用

一、标准化法的意义和基本思想

当两组资料进行比较时,如果其内部不同组的率和相应各组内部构成(如年龄、性别等)有明显不同,那么其内部构成的差异会影响到人群总率的高低。例如表 4-3 某城市和农村社区 35 岁以上高血压患病率的比较,由表可见高血压的患病率随着年龄的增加而增高,在各年龄组,城市的患病率显然高于农村的患病率,但在比较两个社区的总患病率时,发现农村的总患病率为 34.9%,高于城市的总患病率 32.6%,这和各年龄组比较的结果截然相反。

这是因为年龄因素对高血压患病率有影响,所以两地人口年龄构成不同就会影响总患病率的高低。因此要正确比较两地高血压的患病率,必须先将两地的年龄构成按照统一的标准进行校正,然后计算出校正后的标准化总率再进行比较。这种统一构成,然后计算标准化率的方法,称为标准化法。标准化法的基本思想,就是采用统一的标准构成以消除构成不同对于总率的影响,使通过标准化后的标准化总率具有可比性。

表 4-3　某城市和农村社区 35 岁以上高血压患病率的比较

年龄组	农村			城市		
	观察人数	患病人数	患病率(%)	观察人数	患病人数	患病率(%)
35~	617	54	11.5	941	76	12.4
45~	895	233	26.0	699	199	28.5
55~	801	316	39.5	478	204	42.6
65~	847	501	59.2	627	417	66.5
合　计	3160	1104	34.9	2745	896	32.6

二、标准化率的计算

标准化率,也称为调整率,常用的计算方法有直接法和间接法,本节以直接法来介绍标准化率的计算。

已知标准组年龄别人口数时,

$$P' = \frac{\sum N_i P_i}{N} \tag{4-4}$$

已知标准组年龄别人口构成时,

$$P' = \sum \left(\frac{N_i}{N}\right) P_i \tag{4-5}$$

公式(4-4)中的 $\sum N_i P_i$ 是被标准化组按各分组原始的率和标准年龄组人口数算得的

预期总的发生人数,除以标准组的总人口数即直接法的标准化率。公式(4-5)中的 N_i/N 为标准组人口年龄构成比,所以求标准化率 P' 实际是求 P_i 的加权均数,也就是对被标准化组采用了统一的权数。

计算标准化率的步骤如下:

1. 选定标准。标准构成的选择有三种方法:① 选择相互比较人群之一的内部构成作为标准构成;② 两组资料各部分之和作为标准构成;③ 选择有代表性的、较稳定的、数量较大的人群,如世界的、全国的、全省的、本地区的或本单位历年累计的数据。

2. 按照标准构成计算标准化率。

【例4.1】　对于表4-3中的数据资料,求城市和农村社区35岁以上高血压的标准患病率。

1. 选定两地各部分病人数之和作为标准。

2. 按照公式(4-4)计算两地35岁以上高血压的标准患病率,见表4-4。

表 4-4　应用标准人口构成计算高血压的标准患病率

年龄组 (1)	标准人口数 (2)	农村		城市	
		原患病率(%) (3)	预期患病人数 (4)=(2)×(3)	原患病率(%) (5)	预期患病人数 (6)=(2)×(5)
35 ～	1558	11.5	179	12.4	193
45 ～	1594	26.0	414	28.5	454
55 ～	1279	39.5	505	42.6	545
65 ～	1474	59.2	873	66.5	980
合　计	5905	34.9	1971	32.6	2173

则:农村社区35岁以上高血压的标准患病率为

$$P' = \frac{1971}{5905} \times 100\% = 33.39\%$$

城市社区35岁以上高血压的标准患病率为

$$P' = \frac{2173}{5905} \times 100\% = 36.79\%$$

由上可见农村社区35岁以上高血压的患病率低于城市社区,这样就与分年龄组比较所得的高血压患病率结论一致了,解决了未标准化前的矛盾。

本例也可以将标准人口数换为标准人口构成,则可按照公式(4-5)计算两地35岁以上高血压的标准患病率,见表4-5。

表 4-5　应用标准人口构成比计算高血压的标准患病率

年龄组 (1)	标准人口数 (2)	农村		城市	
		原患病率(%) (3)	分配患病率 (4)=(2)×(3)	原患病率(%) (5)	分配患病率 (6)=(2)×(5)
35 ～	0.2638	11.5	3.03	12.4	3.27
45 ～	0.2699	26.0	7.02	28.5	7.69
55 ～	0.2166	39.5	8.56	42.6	9.23
65 ～	0.2496	59.2	14.78	66.5	16.60
合　计	1.0000	34.9	$33.39\left(\sum\left(\frac{N_i}{N}\right)P_i\right)$	32.6	$36.79\left(\sum\left(\frac{N_i}{N}\right)P_i\right)$

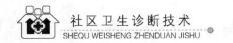

　　计算结果与用标准人口数计算的结果一致,农村社区35岁以上高血压的患病率低于城市社区。

三、使用标准化率的注意事项

　　1.选用标准不同,所得标准化率也可能不同。因此当比较几个标准化率时,应该采用统一的标准人口。标准化率只能反映相互比较资料间的相对水平。

　　2.各年龄组间若出现明显交叉时,应比较年龄组死亡率,而不宜用标准化法比较。

　　3.样本标准化率比较应做假设检验。

第五章 统计表和统计图

统计表和统计图是统计描述的重要方法。医学科学研究资料经过整理和计算各种统计指标后,所得结果除了用适当的文字说明外,常将统计资料及其指标以表格形式列出(称为统计表,statistical tables),或将统计资料形象化,利用点的位置、线段的升降、直条的长短或面积的大小等形式直观表示事物间的数量关系(称为统计图,statistical graph)。统计表与统计图可以代替冗长的文字叙述,表达清楚,对比鲜明。

第一节 统计表

一、统计表的结构与编制

1. 列表的原则　重点突出,简单明了,即一张表一般表达一个中心内容,便于分析比较;主谓分明,层次清楚,符合逻辑,明确被说明部分(主语)与说明部分(谓语)。

2. 统计表的结构　统计表由标题、标目、线条和数字构成,如下表所示:

表序　标题××××××××			
	纵标目……	合计	顶线 / 标目线
横标目	表体(数字)		
合计			合计线 / 底线

3. 编制要求

(1)标题:要能概括表的内容,写于表的上端中央,一般应注明时间与地点。

(2)标目:标目是表格内的项目。以横、纵向标目分别说明主语与谓语,文字简明,层次清楚。横标目列在表的左侧,一般用来表示表中被研究事物的主要标志;纵标目列在表的上端,一般用来说明横标目的各个统计指标的内容。

标目内容一般应按顺序从小到大排列,小的放在上面,不同时期的资料可按年份、月份先后排列,有助于说明其规律性。

(3)线条:线条不宜过多,常用3条线表示,谓之"三线图"。表的上下两条边线可以用较粗的横线,一般省去表内的线条,但合计可用横线隔开。表的左右边线省去,一般不用对角线。

(4)数字:以阿拉伯数字表示。表内的数字必须正确,小数的位数应一致并对齐,暂缺与无数字分别以"…"、"—"表示,为"0"者记作"0",不应有空项。为方便核实与分析,表一般应

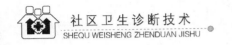

有合计。

（5）说明：一般不列入表内。必要说明者可标"＊"号，于表下加以说明。

二、统计表的种类

通常按分组标志多少分为简单表与组合表。

1. 简单表（simple table） 由一组横标目和一组纵标目组成，如表5-1。

表 5-1　某地某年流行性脑脊髓炎各病型的病死率

病　型	病人数	死亡人数	病死率（%）
菌血型	59	4	6.78
脑　型	778	48	6.17
混合型	784	29	4.97
合　计	1621	91	5.61

2. 复合表（combinative table） 是由2组及2组以上的横标目和纵标目结合起来或1组横标目和2组及以上纵标目结合起来以表达它们之间关系的统计表，如表5-2。

表 5-2　2001 年某省不同地区、性别的卫生系统反应性评分比较

地　区	男		女	
	调查人数	评分均值	调查人数	评分均值
省会城市	217	706.60	116	698.07
一般城市	100	517.15	52	487.92
县及乡村	371	669.88	600	684.74
合　计	688	659.26	768	673.43

三、错误统计表的修改范例

表5-3 是一张绘制错误的统计表，试将其修改正确。

表 5-3　疾病的死因构成比

死因	例数	百分比
呼吸系统	1138	25.20%
脑血管病	784	17.35%
恶性肿瘤	739	16.36%
损伤与中毒	503	11.13%
心脏疾病	488	10.80%
其他	866	19.16%
合计	4518	100%

表5-3 存在的问题：标题的表述不完整，意义不明确；纵标目"百分比"表述不确切，数字的单位应该放在纵标目中；数字位数不齐，且小数点后保留的位数不一致；表中出现了竖线

和多余的横线。应修改成表 5-4 所示。

表 5-4　某年某地农村居民主要疾病的死因构成比

死因	例数	构成比(%)
呼吸系统	1138	25.20
脑血管病	784	17.35
恶性肿瘤	739	16.36
损伤与中毒	503	11.13
心脏疾病	488	10.80
其他	866	19.16
合计	4518	100.00

第二节　统 计 图

医学领域中常用的统计图有条图、百分条图、圆图、线图、半对数图、直方图、散点图等。

一、绘制统计图的基本要求

1. 根据资料的性质和分析目的决定适当的图形。

2. 标题应说明资料的内容、时间和地点,一般位于图的下方。

3. 图的纵、横轴应注明标目及对应单位,尺度应等距或具有规律性,一般自左而右、自上而下、由小到大。

4. 为使图形美观并便于比较,统计图的长宽比例一般为 7:5。

5. 比较、说明不同事物时,可用不同颜色或线条表示,并常附图例说明,但不宜过多。

二、常用统计图的适用条件与绘制

1. 条图(bar graph)　条图用等宽长条的高度表示独立指标之间的数值大小,用于表示它们之间的对比关系,一般有单式与复式之分。

制图要求:

(1)一般以横轴为基线,表示各个类别;纵轴表示其数值大小。

(2)纵轴尺度必须从 0 开始,中间不宜折断。在同一图内尺度单位代表同一数量时,必须相等。

(3)各直条宽度应相等,各直条之间的间隙也应相等,其宽度与直条的宽度相等或为直条宽度的 1/2。

(4)直条的排列通常由高到低,以便比较。

(5)复式条图绘制方法同上,所不同的是复式条图以组为单位,1 组包括 2 个以上直条,直条所表示的类别应用图例说明,同一组的直条间不留空隙(图 5-1)。

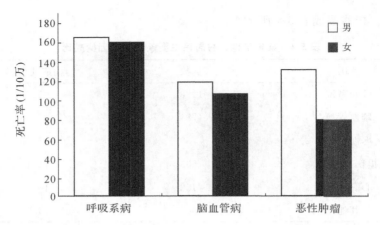

图 5-1　某地某年三种疾病男女的死亡率(1/10 万)

2.圆图（pie graph）　圆图适用于百分构成比资料，表示事物各组成部分所占的比重或构成。以圆的总面积代表 100％，把面积按比例分成若干部分，以角度大小来表示各部分所占的比重（图 5-2）。

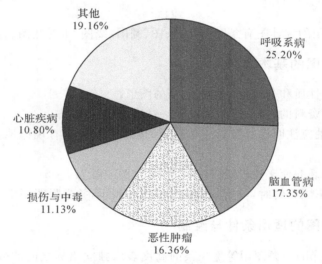

图 5-2　某地某年农村居民主要疾病的死因构成比

制图要求：

（1）先绘制大小适当的圆形。由于圆心角为 360°，因此每 1％相当于 3.6°的圆周角，将各部分百分比分别乘以 3.6°即为各构成部分应占的圆周角度数。

（2）圆形图上各部分自圆的 12 点开始由大到小按顺时针方向依次绘制，"其他"置最后。所得各部分的扇形面积即代表某一构成部分。

（3）圆中各部分用线分开，注明简要文字及百分比或用图例。

（4）如有 2 种或 2 种以上性质类似的资料相比较，应绘直径相同的圆，并使各圆中各部分的排列次序一致，以利比较。

3.百分条图（percent bar）　百分条图的意义及适用资料与圆图相同，不同的是表现形式不一样。百分条图亦称构成条图，是以直条总长度作为 100％，直条中各段表示事物各组成部分构成情况(图 5-3)。

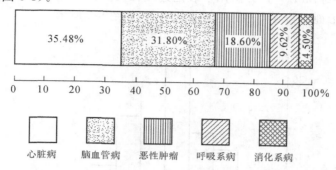

图 5-3 某地 1998 年五种主要死因构成

制图要求:

(1)先绘制一个标尺,尺度分成 5 格或 10 格,每格代表 20% 或 10%,总长度为 100%,尺度可绘制在图的上方或下方。

(2)绘一直条,全长等于标尺的 100%,直条宽度可任意选择,一直条内相对面积的大小代表数量的百分比。

(3)直条各部分用线分开并注明简要文字及百分比或用图例表示。

(4)资料一般按各构成由大到小,自左至右依次排列,"其他"置后。

4.线图(line graph) 线图适用于连续性资料,以不同的线段升降来表示资料的变化,并可表明一事物随另一事物(如时间)而变动的情况(图 5-4)。常见的有纵横轴均为算术尺度,表示时间变化趋势的普通线图;纵轴为对数尺度,横轴为算术尺度,表示消长趋势的半对数图(semilogarithmic line graph)。此处介绍普通线图。

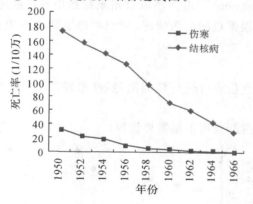

图 5-4 某地 1950—1966 年伤寒与结核病死亡率

绘制要求(普通线图):

(1)横轴表示某一连续变量(时间或年龄等);纵轴表示某种率或频数,其尺度必须等距(或具有规律性)。

(2)同一图内不应有太多的曲线,通常≤5 条,以免观察不清。

(3)如有几根线,可用不同的图线(实线、虚线等)来表示,并用图例说明。

(4)图线应按实际数字绘制成折线,不能任意改为光滑曲线。

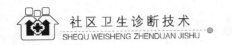

5. 直方图(histogram)　直方图用于表达连续性资料的频数分布。以不同直方形面积代表数量,各直方形面积与各组的数量成正比关系,如图5-5所示。

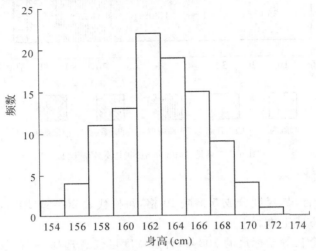

图 5-5　某校100名18岁健康女大学生身高的频数分布图

制图要求:

(1)一般纵轴表示被观察现象的频数(或频率),横轴表示连续变量,以各矩形(宽为组距)的面积表示各组段频数。

(2)直方图的各直条间不留空隙;各直条间可用直线分隔,但也可不用直线分隔。

(3)组距不等时,横轴仍表示连续变量,但纵轴是每个横轴单位的频数。

6. 散点图(scatter diagram)　散点图以直角坐标系中各点的密集程度和趋势来表示两现象间的关系(图5-6)。根据点的散布情况,推测两种事物或现象有无相关,故常在对资料进行相关分析之前使用。

制图要求:

(1)一般横轴代表自变量或可进行精确测量、严格控制的变量,纵轴则代表与自变量有依存关系的因变量。

(2)纵轴和横轴的尺度起点可根据需要设置。

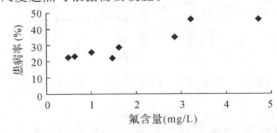

图 5-6　某地区饮水氟含量与氟骨症患病率散点图

第六章　数值变量的统计推断

统计推断即用样本信息去推论总体特征的过程。统计推断包括两方面的内容：一是参数估计，指运用统计学的原理，用样本统计量去估算总体参数；二是假设检验，又称显著性检验，是指判断存在差别的样本所代表的总体之间是否存在差别。本章主要介绍数值变量的均数的参数估计和均数的假设检验：t 检验、Z 检验和秩和检验。

第一节　均数抽样误差与标准误

一、均数的抽样误差

抽样研究是指从总体中按照随机化的原则，抽取一定数量的个体组成样本进行研究，从而推断总体的研究方法。在实际工作中，由于总体中各观察对象之间存在着个体变异，且随机抽取的样本又只是总体中的一部分，因此计算的样本统计量，不一定恰好等于相应的总体参数。这种由于个体变异的存在，在抽样研究中产生的样本统计量与相应的总体参数间的差异，称为抽样误差(sampling error)。同样，来自同一总体的若干样本的统计量之间，也会存在误差，这种误差也反映在样本统计量与总体参数间的差异。

二、均数的标准误

在抽样研究中，若从同一总体中随机抽取样本含量相同的若干个样本，并计算出某种样本统计量（如样本均数），由于生物间的个体变异是客观存在的，抽样误差是不可避免的，这些样本统计量之间具有离散趋势。数理统计研究表明，抽样误差具有一定的规律性，可以用特定的指标来描述。将来自同一总体的若干个样本均数看成一组新的观察值，研究其频数分布，包括集中趋势和离散趋势，即计算样本均数的均数和标准差。

【例 6.1】　假定某市 18 岁女大学生的身高分布服从均数(μ)为 161.20cm、标准差(σ)为 4.10cm 的正态分布。现用电子计算机作抽样模拟试验，每次随机抽出 30 个观察值（即样本含量 $n=30$），共抽取 100 个样本，求得 100 个样本均数并编制成频数分布表（表 6-1）。

表 6-1　100 个样本均数的频数分布($\mu=161.20cm$，$\sigma=4.10cm$)

150~	152~	154~	156~	158~	160~	162~	164~	166~	168~	170~
1	2	7	13	15	19	18	14	6	3	2

从表 6-1 中可以发现，当原始观察值的分布为正态分布时，这些样本均数的频数分布基本服从正态分布。统计理论证明，若原始观察值的分布为偏态分布，当样本含量足够大时，

其样本均数的分布仍近似服从正态分布。所以,可以求得样本均数的均数为161.22cm,与总体均数161.20cm接近。中心极限定理表明,样本均数的均数等于原总体的总体均数(μ)。同样,也可以求得样本均数的标准差为σ_X,为了与描述观察值离散程度的标准差相区别,用均数标准误(standard error)来表示样本均数的标准差,本例样本均数的标准误为0.41cm。均数标准误反映来自同一总体的样本均数的离散程度以及样本均数与总体均数的差异程度,也是说明均数抽样误差大小的指标。均数标准误大,说明各样本均数的离散程度大,抽样误差就大;反之亦然。

三、均数标准误的计算

数理统计可以证明,均数标准误的计算公式为:

$$\sigma_X = \sigma/\sqrt{n} \tag{6-1}$$

式中:σ_X为均数标准误的理论值,σ为总体标准差,n为样本含量。σ已知时,可按式(6-1)求得均数标准误的理论值。上述例子中$\sigma=4.10$cm,$n=100$,可得:$\sigma_X=4.10/\sqrt{100}=0.41$。计算结果与样本均数的标准差0.41cm相等。由于在抽样研究中σ常属未知,通常用一个样本的标准差(S)来估计,所以在实际工作中,常用式(6-2)计算均数标准误的估计值(S_X):

$$S_X = S/\sqrt{n} \tag{6-2}$$

由式(6-1)或(6-2)可见,当n一定时,均数标准误与标准差成正比。标准差越大,均数标准误越大,即观察值的离散程度越高,均数的抽样误差越大。当标准差一定时,均数标准误和$\sqrt{n}$成反比。样本含量越大,均数的抽样误差越小。因此,在实际工作中,可通过适当增加样本含量和减少观察值的离散程度来减少抽样误差。

【例6.2】 已知某年某市120名12岁健康男孩的身高均数为143.07cm,标准差为5.70cm,求其标准误的大小。

$$S_X = \frac{5.70}{\sqrt{120}} = 0.52(\text{cm})$$

四、均数标准误的用途

1.衡量样本均数的可靠性,由于均数标准误越小,均数的抽样误差越小,样本均数就越可靠。

2.估计总体均数的可信区间。

3.用于均数的假设检验。

第二节　t分布

为了应用方便,常将一般的正态变量X通过Z变换[$Z=(X-\mu)/\sigma$]转化成标准正态变量Z,以使原来各种形态的正态分布都转换为标准正态分布。根据中心极限定理,通过上述的抽样模拟试验表明,在正态分布总体中固定n(本次试验$n=30$)抽取若干个样本时,样本均数的分布仍服从正态分布。所以,对样本均数的分布进行Z变换[$u=(\overline{X}-\mu)/\sigma_X$],也可转换为标准正态分布 $N(0,1)$。

由于在实际工作中，σ 往往是未知的，常用 S 作为 σ 的估计值，为了与 Z 变换区别，称为 t 变换，$t = \dfrac{\overline{X} - \mu}{S_{\overline{X}}}$，统计量 t 值的分布称为 t 分布。

t 分布有如下特征：

1. 以 0 为中心，左右对称的单峰分布；

2. t 分布是一簇曲线，其形态变化与 n（确切地说与自由度 ν）大小有关。自由度 ν 越小，t 分布曲线越低平，尾部翘得越高；自由度 ν 越大，t 分布曲线越接近标准正态分布（Z 分布）曲线，如图 6-1 所示。

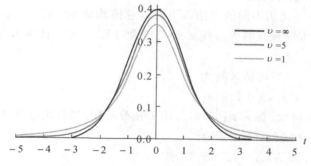

图 6-1　自由度为 1、5、∞ 时的 t 分布

对应于每一个自由度 ν，就有一条 t 分布曲线，每条曲线都有其曲线下统计量 t 的分布规律，计算较复杂。因此，统计学家根据自由度 ν 的大小与 t 分布曲线下面积的关系，编制了 t 界值表（附表 2），以便于应用。表中的横标目为自由度 ν，纵标目为概率 P，表中数字表示自由度 ν 为某值时，P 为某值时 t 的界值。因 t 分布是以 0 为中心的对称分布，故附表中只列出正值，如果算出的 t 值为负值，可以用绝对值查表。

从 t 界值表可以看出以下规律：

1. 在相同 $|t|$ 值时，双尾概率 P 为单尾概率 P 的两倍；

2. 在相同的自由度时，$|t|$ 值增大，概率 P 减少；反之，$|t|$ 值减小，概率 P 增大；

3. 在相同的 P 值时，自由度越大，t 界值越小。

例如：① 双侧 $t_{0.05/2,9} = 2.262 =$ 单侧 $t_{0.025,9}$

② 双侧 $t_{0.05/2,9} = 2.262$，双侧 $t_{0.01/2,9} = 3.250$

③ 双侧 $t_{0.05/2,9} = 2.262$，双侧 $t_{0.05/2,\infty} = 1.96$

第三节　总体均数的估计

总体均数的估计就是用样本均数来估计总体均数。均数估计有两种方法：点（值）估计和区间估计。

一、点估计（point estimation）

如在服从正态分布的总体中随机抽取样本，可以直接用样本均数来估计总体均数，样本

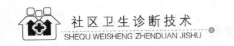
标准差来估计总体标准差。该方法虽然简单易行,但未考虑抽样误差,通过样本均数不可能准确地估计出总体均数大小,也无法确知总体均数的可靠程度。

二、区间估计

区间估计(interval estimation)即按一定的概率(可信度 $1-\alpha$)估计未知的总体均数可能所在的范围(或称可信区间)的估计方法。区间估计是在随机抽取样本后,考虑抽样误差存在的情况下的估计方法,较为准确可靠。统计学上通常用95%或99%($1-\alpha$)可信区间表示总体参数有95%或99%的概率在某一范围。

(一)可信区间的估计方法

可根据资料的条件选用不同的方法。下面以总体均数的95%可信区间为例,介绍其计算公式。σ 已知或样本含量足够大时按 Z 分布原理计算,σ 未知且样本含量较小时按 t 分布原理计算。

1. σ 已知,Z 分布,95%可信区间为

$$(\overline{X}-1.96\sigma_{\overline{X}},\overline{X}+1.96\sigma_{\overline{X}}) \tag{6-3}$$

2. σ 未知,但 n 足够大(如 $n\geqslant100$)时　由 t 分布可知,当自由度越大时,t 分布越逼近 Z 分布,故总体均数 μ 的95%可信区间为

$$(\overline{X}-1.96S_{\overline{X}},\overline{X}+1.96S_{\overline{X}}) \tag{6-4}$$

【例6.3】　例6.2中某市120名12岁健康男孩身高均数为143.07cm,标准误为0.52cm,试估计该市12岁健康男孩身高均数95%和99%的可信区间。

95%的可信区间为 $143.07\pm1.96\times0.52$,即(142.05,144.09)。

99%的可信区间为 $143.07\pm2.58\times0.52$,即(141.73,144.41)。

3. σ 未知且 n 小时,t 分布,故总体均数 μ 的95%可信区间为

$$(\overline{X}-t_{0.05,v}S_{\overline{X}},\overline{X}+t_{0.05,v}S_{\overline{X}}) \tag{6-5}$$

【例6.4】　为了了解某地1岁婴儿的血红蛋白浓度,从该地随机抽取了1岁婴儿25人,测得其血红蛋白的平均数为123.7g/L,标准差为11.9g/L。试求该地1岁婴儿的血红蛋白浓度平均值95%的可信区间。

$$\overline{X}\pm t_{0.05,v}S_{\overline{X}}=123.7\pm2.064\times\frac{11.9}{\sqrt{25}}=(118.79,128.61)\text{g/L}$$

故该地1岁婴儿血红蛋白浓度平均值95%的可信区间为 $118.7\sim128.61$g/L。

(二)可信区间的注意问题

可信区间的两个要素:一是准确度,反映在可信度的大小,即区间包含总体均数的概率的大小,愈接近1愈好。二是精密度,反映在区间的长度,长度愈小愈好。在样本含量确定的情况下,两者是矛盾的,若只管提高可信度,会把区间变得很长,故不宜认为99%可信区间比95%可信区间好,需要兼顾准确度和精密度,一般来说,95%可信区间更为常用,在可信度确定的情况下,增加样本含量,可减少区间长度,提高精密度。

(三)可信区间和参考值范围的区别

在实际应用时,总体均数可信区间的估计和医学参考值范围的计算经常会混淆。其实,两者无论在含义、计算和用途上均不相同,区别见表6-2。

表 6-2　总体均数可信区间和医学参考值范围的区别

区别	总体均数可信区间	参考值范围
含义	按预先给定的概率,确定的未知参数 μ 所在的可能范围。 总体均数的波动范围	"正常人"的解剖、生理、生化某项指标的波动范围。 个体值的波动范围
计算公式	σ 未知:$\overline{X} \pm t_{a,v} S_{\overline{X}}$ σ 已知:$\overline{X} \pm u_a \sigma_{\overline{X}}$ σ 未知但 $n \geqslant 100$:$\overline{X} \pm u_a S_{\overline{X}}$	正态分布:$\overline{X} \pm u_a S$ 偏态分布:$P_X \sim P_{100-X}$
用途	总体均数的区间估计	观察对象某项指标的分布范围

第四节　假设检验的基本步骤

一、假设检验的基本思想(反证法和小概率事件)

在抽样研究中,由于样本所来自的总体的参数是未知的,只能根据样本统计量对其所来自总体的参数进行估计,如果要比较两个或几个总体的参数是否相同,也只能分别从这些总体中抽取样本,根据这些样本的统计量作出统计推断,以此比较总体参数是否相同。但由于存在抽样误差,总体参数与样本统计量并不恰好相同,因此判断两个或多个总体参数是否相同是一件很困难的事情。

如某医生在某山区随机测量了 100 名健康成年男子的脉搏,平均次数为 73.8 次/分,标准差为 6.6 次/分,但是根据医学常识,一般男子的平均脉搏次数为 72 次/分,问该山区男子脉搏数与一般男子是否不同? 从问题中可以看出,该山区男子的脉搏均数(样本均数)与一般男子的平均脉搏次数不同。可以先假定该山区所有男子脉搏数组成一个总体,其总体均数和标准差均为未知数,分别以 μ、σ 表示。不同的原因分析,可能有两种情况:一是该山区男子的脉搏数与一般地区的男子相同,即属于同一总体,$\mu = 72$,所测量的 25 名男子的平均脉搏数之所以不恰好等于 72 次/分,是由于抽样误差所致;二是该山区男子的脉搏数与一般地区的男子不相同,即不属于同一总体,因此所测量的 25 名男子的平均脉搏数之所以不恰好等于 72 次/分,是由于总体不同(本质差别)造成的。

为了解决这个问题,首先假设该山区男子的脉搏数与一般地区的男子相同,即考虑原因一的情况;然后计算在已知总体(一般男子的平均脉搏)中抽到现有样本(山区男子的脉搏均数)的概率。如果上述假设成立,则理论上讲,样本均数很可能在总体均数($\mu = 72$)的附近,样本均数远离总体均数的可能性很小,则得到的概率就大。反之,样本均数就远离总体均数,得到的概率小,考虑上述假设可能不正确,可拒绝上述假设。

二、假设检验的一般步骤

假设检验一般可分为三步:

1. 建立假设,确定检验水准。检验假设 H_0(或称为零假设、无效假设),假设样本来自同一总体,即其总体参数相等。备择假设 H_1,即其总体参数不相等。

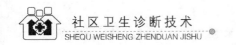
检验水准(size of a test)又称为显著性水平(significance level),用希腊字母 α 表示。它是判别接受 H_0 还是接受 H_1 的标准,以小概率事件为标准,常取 0.05 或 0.01 等标准数值。

2.选择检验方法,并计算统计量。变量的类型及分布不同、研究目的不同,都决定着选择何种检验方法。因此需选择合适的检验方法,并计算统计量。

3.根据统计量确定 P 值,做出统计推断。根据计算的统计量,查阅相应的统计表,确定 P 值。P 值是指在 H_0 所规定的总体中做随机抽样,获得等于及大于(或小于)现有统计量的概率。以 P 值与检验水准 α 比较,若 $P \leqslant \alpha$,则拒绝 H_0,接受 H_1;若 $P > \alpha$,则不拒绝 H_0。

第五节　t 检验和 Z 检验

数值变量资料两组均数比较的假设检验有 t 检验、Z 检验。t 检验的应用条件是要求样本来自正态的总体,根据研究设计的不同,t 检验有单样本 t 检验、配对样本 t 检验、两独立样本 t 检验和 t' 检验(方差不齐时)。Z 检验应用于样本含量较大时。

一、单样本假设检验

数值变量的单样本假设检验包括单样本 t 检验(one sample t-test)、单样本 Z 检验(one sample Z-test)。适用于样本均数所代表的未知总体均数 μ 是否与已知总体均数 μ_0 有差别。已知总体均数 μ_0,一般为理论值、标准值或经过大量观察所得到的稳定值等。

单样本 t 检验用于总体标准差 σ 未知且样本含量较小时($n < 100$),其统计量的计算公式为:

$$t = \frac{\overline{X} - \mu_0}{S / \sqrt{n}} \qquad \nu = n - 1 \tag{6-6}$$

式中:$\overline{X}$ 为样本均数;μ_0 为已知总体的均数;S 为样本标准差;n 为样本含量。

单样本 Z 检验用于样本含量足够大时($n \geqslant 100$),其统计量的计算公式为:

$$Z = \frac{\overline{X} - \mu_0}{S / \sqrt{n}} \tag{6-7}$$

【例 6.5】　通过大量调查,已知健康成年男子血红蛋白标准值为 140.2g/L,现测得 28 名从事某项特殊作业的成年男性血红蛋白的均数为 128.6g/L,标准差为 8.0g/L,问从事该项特殊作业的成年男性血红蛋白含量与一般人有无差别。

假设检验的过程如下:

(1)建立假设,确定检验水准

H_0:从事某项特殊作业的成年男性血红蛋白与一般地区相同,即 $\mu = \mu_0$;

H_1:从事某项特殊作业的成年男性血红蛋白与一般地区不同,即 $\mu \neq \mu_0$。

$\alpha = 0.05$

(2)计算检验统计量

$$t = \frac{\overline{X} - \mu_0}{S / \sqrt{n}} = \frac{128.6 - 140.2}{8 / \sqrt{28}} = -7.67$$

自由度　$\nu = n - 1 = 28 - 1 = 27$

（3）确定 P 值，做出统计推断：以 $\nu = 27$ 查 t 界值表得 $t_{0.001,27} = 3.690$，现 $|t| = 7.67 > 3.690$，故 $P < 0.001$。按 $\alpha = 0.05$ 的水准，拒绝 H_0，接受 H_1，可认为从事某项特殊作业的成年男性血红蛋白与一般地区不同。

二、配对设计假设检验

配对设计的假设检验就是配对 t 检验（paired t-test），适用于配对设计的数值变量资料。配对 t 检验的基本原理是假设两种处理的效应相同，即理论上两组效应的差值 d 的总体均数 μ_d 为零。计算统计量的公式为：

$$t = \frac{\overline{d} - \mu_d}{S_{\overline{d}}} = \frac{\overline{d} - 0}{S_{\overline{d}}} = \frac{\overline{d}}{S_d / \sqrt{n}} \qquad \nu = n - 1 \qquad (6\text{-}8)$$

式中：$\overline{d}$ 为差值的均数；S_d 为差值的标准差；n 为对子数。

【例 6.6】 应用某药治疗 12 例高血压患者，观察患者治疗前后舒张压变化情况，如表 6-3，问该药是否对高血压患者治疗前后舒张压变化有影响？

表 6-3　某药物治疗高血压前后舒张压的变化情况

患者编号	治疗前	治疗后	差值 d	d^2
1	112	89	23	529
2	98	80	18	324
3	105	79	26	676
4	101	86	15	225
5	93	75	18	324
6	97	88	9	81
7	100	88	12	144
8	106	79	27	729
9	108	77	31	961
10	95	89	6	36
11	93	94	-1	1
12	99	80	19	361
合计			$203 \left(\sum d \right)$	$4391 \left(\sum d^2 \right)$

（1）建立假设检验，确定检验水准

H_0：该药对高血压患者治疗前后舒张压的变化无影响，即 $\mu_d = 0$；

H_1：该药对高血压患者治疗前后舒张压的变化有影响，即 $\mu_d \neq 0$。

$\alpha = 0.05$

（2）计算检验统计量

$$\overline{d} = \frac{\sum d}{n} = \frac{203}{12} = 16.92$$

$$S_d = \sqrt{\frac{\sum d^2 - \left(\sum d \right)^2 / n}{n - 1}} = \sqrt{\frac{4391 - (203)^2 / 12}{12 - 1}} = 9.33$$

$$t = \frac{\overline{d}}{S_d / \sqrt{n}} = \frac{16.92}{9.33 / \sqrt{12}} = 6.28$$

$$\nu = n - 1 = 12 - 1 = 11$$

（3）确定 P 值，做出统计推断：以 $\nu=11$ 查 t 界值表得 $t_{0.001,11}=4.437$，现 $t=6.28>$ 4.437，故 $P<0.001$，按 $\alpha=0.05$ 水准，拒绝 H_0，接受 H_1，可认为该药对高血压患者治疗前后舒张压的变化有影响。

三、两独立样本比较的假设检验

两独立样本比较的假设检验包括 t 检验或 Z 检验，适用于完全随机设计两样本均数的比较。t 检验要求两样本服从正态分布，根据两样本方差是否齐同（方差齐性是指两独立样本所代表的两总体方差 $\sigma_1^2=\sigma_2^2$）采用的检验方法不同。两总体方差齐同采用 t 检验，两总体方差不齐可采用 t' 检验、秩和检验或进行变量变换等方法。

1. 方差齐性检验

两样本的方差是否齐同，可对样本的方差做方差齐性检验。公式为：

$$F=\frac{S_1^2（较大）}{S_2^2（较小）}, \nu_1=n_1-1, \nu_2=n_2-1 \tag{6-9}$$

式中：S_1^2 和 S_2^2 分别为两样本的方差，n_1 和 n_2 分别为两样本的样本含量。根据计算得的 F 统计量，查 F 界值表（附表3），作出推断。

2. 总体方差相同的 t 检验

适用于正态分布、方差齐同的数值变量资料，且样本含量较小（$n_1<100, n_2<100$）时。计算统计量公式为：

$$t=\frac{\overline{X}_1-\overline{X}_2}{S_{\overline{X}_1-\overline{X}_2}}, \quad \nu=n_1+n_2-2 \tag{6-10}$$

式中：$\overline{X}_1$ 和 $\overline{X}_2$ 分别为两样本的均数；$S_{\overline{X}_1-\overline{X}_2}$ 为两样本均数差值的标准误，计算公式为：

$$S_{\overline{X}_1-\overline{X}_2}=\sqrt{\frac{(n_1-1)S_1^2+(n_2-1)S_2^2}{n_1+n_2-2}\left(\frac{1}{n_1}+\frac{1}{n_2}\right)} \tag{6-11}$$

3. 总体方差不同的 t' 检验

适用于正态分布、方差不齐的数值变量资料，且样本含量较小（$n_1<100, n_2<100$）时。t' 检验有三种方法，这里介绍 Cochran & Cox 法。计算统计量 t' 的公式为：

$$t'=\frac{\overline{X}_1-\overline{X}_2}{\sqrt{\frac{S_1^2}{n_1}+\frac{S_2^2}{n_2}}}, \nu_1=n_1-1, \nu_2=n_2-1 \tag{6-12}$$

校正临界值的 $t'_{\alpha/2}$ 的公式为：

$$t'_{\alpha/2}=\frac{S_{\overline{X}_1}^2\times t_{\alpha,\nu_1}+S_{\overline{X}_2}^2\times t_{\alpha,\nu_2}}{S_{\overline{X}_1}^2+S_{\overline{X}_2}^2}, \nu=n_1+n_2-2 \tag{6-13}$$

根据校正的临界值，做出推断结论。

4. 两独立样本 Z 检验

适用于样本含量足够大（$n_1\geqslant100, n_2\geqslant100$）的数值变量资料，统计量的计算公式为：

$$Z=\frac{\overline{X}_1-\overline{X}_2}{\sqrt{\frac{S_1^2}{n_1}+\frac{S_2^2}{n_2}}} \tag{6-14}$$

【例6.7】 研究正常人与高血压患者甘油三酯的含量，结果如表6-4所示，试比较两组血清甘油三酯含量有无差别。

表 6-4　正常人与高血压患者甘油三酯的含量(mmol/L)

编号	正常人	编号	高血压患者
1	1.60	1	2.05
2	0.61	2	0.90
3	0.97	3	1.03
4	1.12	4	1.46
5	1.10	5	1.37
6	0.79	6	2.01
7	1.64	7	0.90
8	0.95	8	1.10
9	0.78	9	1.55
10	0.97	10	1.85
		11	0.95
		12	1.77

方差齐性检验：

(1)建立假设检验,确定检验水准

H_0:正常人与高血压患者甘油三酯含量的总体方差相同,即 $\sigma_1^2 = \sigma_2^2$;

H_1:正常人与高血压患者甘油三酯含量的总体方差相同,即 $\sigma_1^2 \neq \sigma_2^2$。

$\alpha = 0.05$

(2)计算检验统计量

计算可得 $S_1^2 = 0.190, n_1 = 12, S_2^2 = 0.113, n_2 = 10$,则

$$F = \frac{S_2^2}{S_1^2} = \frac{0.190}{0.113} = 1.89$$

$$\nu_1 = 12 - 1 = 11, \nu_2 = 10 - 1 = 9$$

(3)确定 P 值,做出统计推断:以 $\nu_1 = 11$, $\nu_2 = 9$ 查附表 3 的 F 界值表,因 $1.89 < 2.90 = F_{0.10,(11,9)}$,故 $P > 0.10$。按 $\alpha = 0.05$ 水准,不拒绝 H_0,可认为正常人与高血压患者甘油三酯含量的总体方差相同。

由方差齐性检验的结果可知,正常人与高血压患者甘油三酯含量的总体方差相同,故采用两独立样本 t 检验进行均数的比较。

(1)建立假设检验,确定检验水准

H_0:正常人与高血压患者甘油三酯的含量无差别,即 $\mu_1 = \mu_2$;

H_1:正常人与高血压患者甘油三酯的含量有差别,即 $\mu_1 \neq \mu_2$。

$\alpha = 0.05$

(2)计算检验统计量

$$S_{\bar{X}_1 - \bar{X}_2} = \sqrt{\frac{(n_1-1)S_1^2 + (n_2-1)S_2^2}{n_1 + n_2 - 2}\left(\frac{1}{n_1} + \frac{1}{n_2}\right)}$$

$$= \sqrt{\frac{(10-1)\times 0.113 + (12-1)\times 0.190}{10 + 12 - 2}\left(\frac{1}{10} + \frac{1}{12}\right)}$$

$$= 0.17$$

$$t = \frac{\overline{X}_1 - \overline{X}_2}{S_{\overline{X}_1 - \overline{X}_2}} = \frac{1.05 - 1.41}{0.17} = -2.12$$

$$\nu = n_1 + n_2 - 2 = 10 + 12 - 2 = 20$$

（3）确定 P 值，做出统计推断：以 $\nu = 20$ 查 t 界值表得，$t_{0.05, 20} = 2.086$，现 $|t| = 2.12 > 2.086$，故 $P < 0.05$。按 $\alpha = 0.05$ 水准，拒绝 H_0，接受 H_1，可认为正常人与高血压患者甘油三酯的含量有差别。

第六节　秩和检验

假设检验方法可分为两大类：参数检验（parametric test）和非参数检验（nonparametric test）。前面介绍的 t 检验、Z 检验属参数检验方法，其特点是随机样本来自分布已知的总体（如正态分布），并对总体参数（如总体均数）进行假设检验。非参数检验对总体分布不作严格规定，不依赖于总体分布类型，是对总体分布或分布位置进行的假设检验。非参数检验又称任意分布检验（distribution-free test），其应用范围为：①总体分布未知或非正态分布的数值变量资料；②总体方差不齐的数值变量资料；③一端或两端无确定数值的数值变量资料；④等级资料。非参数检验使用灵活，易于对各种设计类型的资料进行假设检验，但相对于参数检验方法，其检验效能低。因此，如果数据符合参数检验的要求应首选参数检验。

本节介绍的秩和检验（rank sum test）属于非参数检验，是推断总体之间分布位置是否不同。秩和检验是先将数值变量从小到大，或等级转化成秩后，再计算其秩和和检验统计量，以判断总体的分布之间是否存在差别。

一、配对设计资料的符号秩和检验

配对设计的资料，当两组之间的差值不符合正态分布时，配对 t 检验已不适用，这时可选择符号秩和检验。

其检验步骤如下：

1.求各对数据的差值。

2.检验假设，确定检验水准。

H_0：差值的总体中位数等于零，即 $M_d = 0$；

H_1：差值的总体中位数不等于零，即 $M_d \neq 0$。

$\alpha = 0.05$

3.编秩　按差值的绝对值由小到大编秩，并按差值的正负给秩次加上正负号。编秩时，若差值为 0，舍去不计；若差值的绝对值相等，称为相同秩（ties），这时取平均秩次。

4.求秩和并确定统计量 T　将所排的秩次冠以原差数的符号，分别求出正、负差值秩次之和，并以 T_+ 和 T_- 表示。统计量的确定以绝对值较小者为统计量 T 值，即 $T = \min(T_+, T_-)$，n 为差值不等于 0 的对子数。正、负秩和相加应等于总秩和，即 $T_+ + T_- = n(n+1)/2$。

5.确定 P 值和作出推断结论

（1）查表法（$5 \leqslant n \leqslant 50$）：查配对比较的符号秩和检验 T 界值表（附表 4），若检验统计量 T 值在上、下界值范围内，则其 P 值大于相应的概率水平；若 T 值在上、下界值上或范围外，

则 P 值等于或小于相应的概率水平。

(2)正态近似法($n>50$):当样本含量超过 50 时,可用正态近似法 Z 检验。统计量计算公式为:

$$Z=\frac{|T-n(n+1)/4|-0.5}{\sqrt{n(n+1)(2n+1)/24}} \tag{6-15}$$

若多次出现相同秩次(如超过 25%),用式(6-15)求得的 Z 值偏小,应按公式(6-16)进行校正。

$$Z_c=\frac{|T-n(n+1)/4|-0.5}{\sqrt{\dfrac{n(n+1)(2n+1)}{24}-\dfrac{\sum(t_j^3-t_j)}{48}}} \tag{6-16}$$

式中:t_j 为第 $j(j=1,2\cdots)$ 个相同秩次所含的个数。

【例 6.8】 用两种方法测定空气中 CS_2 的含量(mg/m^3)见表 6-5,问两种方法所得到的结果有无差别?

表 6-5 两种方法测定空气中 CS_2 的含量(mg/m^3)

编号	甲法	乙法	$d=$甲法$-$乙法	正秩	负秩
1	40.20	50.00	−9.80		10
2	4.40	4.40	0.00	—	
3	39.00	38.80	0.20	3	
4	37.20	42.20	−5.00		8
5	20.80	29.30	−8.50		9
6	20.65	20.50	0.15	2	
7	3.15	2.80	0.35	4	
8	4.40	4.00	0.40	5	
9	5.60	5.00	0.60	7	
10	21.45	21.00	0.45	6	
11	13.40	13.30	0.10	1	
合计				$T_+=28$	$T_-=27$

(1)建立假设,确定检验水准

H_0:差值的总体中位数等于零,即 $M_d=0$;

H_1:差值的总体中位数不等于零,即 $M_d\neq0$。

$\alpha=0.05$

(2)计算统计量

$$T=\min(T_+,T_-)=27$$

(3)确定 P 值,做出统计推断:根据 $n=10$,查 T 界值表得 $T_{0.10(10)}=10\sim45$,故 $P>0.10$。按 $\alpha=0.05$ 水准,不拒绝 H_0,可认为两种方法所得到的结果无差别。

二、完全随机设计两独立样本的秩和检验

完全随机设计的两个独立样本,当资料不符合两独立样本 t 检验时可选择两独立样本的秩和检验。秩和检验的目的是推断两样本分别代表的总体分布是否不同。

其检验步骤：

1.建立检验假设和确定检验水准

H_0：两个总体分布相同；

H_1：两个总体分布不相同。

$\alpha = 0.05$

2.编秩　将两组数据由小到大统一编秩(为便于编秩,可先将两组数据分别由小到大排序)。编秩时如遇有相同数据,同组时顺序编秩,不同组时取平均秩次。

3.求秩和并确定统计量 T　两组秩次分别相加求秩和。若两组例数相等,则任取一组的秩和为统计量。若两组例数不等,则以样本例数较小者对应的秩和为统计量。

4.确定 P 值和作出推断结论

(1)查表法：查两样本比较秩和检验 T 界值表(附表5),以 n_1(n_1 和 n_2 中的较小者)和 $(n_2 - n_1)$ 交叉处即为 T 的临界值。将检验统计量 T 值与 T 临界值相比,若 T 值在界值范围内,其 P 值大于相应的概率;若 T 值等于界值或在界值范围外,其 P 值等于或小于相应的概率。

(2)正态近似法：如果 n_1 或 $n_2 - n_1$ 超出了两样本比较秩和检验 T 界值表的范围,可用正态近似检验 Z 检验。统计量的计算公式为：

$$Z = \frac{|T - (n_1 + n_2 + 1)/2| - 0.5}{\sqrt{n_1 n_2 (n_1 + n_2 + 1)/12}} \qquad (6\text{-}17)$$

若多次出现相同秩次(如超过 25%),应按式(6-18)进行校正。

$$Z_c = \frac{Z}{\sqrt{c}} \qquad (6\text{-}18)$$

其中, $c = 1 - \sum (t_j^3 - t_j)/(N^3 - N)$, t_j 为第 j 次相同秩次的个数, $N = n_1 + n_2$。

【例 6.9】　某实验室观察局部温热治疗小鼠移植肿瘤的疗效,以生存日数作为观察指标,实验结果见表 6-6,问检验两组小鼠生存日数有无差别？

表 6-6　两组小鼠肿瘤发病后生存日数

实验组		对照组	
生存日数	秩次	生存日数	秩次
20	9.5	4	1
24	12.5	6	2
30	15	8	3
30	16	10	4
32	17	12	5
34	18	14	6
36	19	16	7
40	20	18	8
46	21	20	9.5
90 以上	22	22	11
		24	12.5
		26	14
$n_1 = 10$　$T_1 = 170$		$n_2 = 12$　$T_2 = 83$	

（1）建立假设，确定检验水准

H_0：两组小鼠生存日数总体分布相同；

H_1：两组小鼠生存日数总体分布不相同。

$\alpha = 0.05$

（2）计算统计量

$$T = T_1 = 170$$

（3）确定 P 值，做出统计推断：根据 $n_1 = 10$ 与 $n_2 - n_1 = 2$，查两样本比较秩和检验 T 界值表（附表 5）得双侧 0.01 的范围为 76～154，故 $P < 0.01$。按 $\alpha = 0.05$ 水准，拒绝 H_0，接受 H_1，可认为两组小鼠生存日数有差别，实验组的生存日数长于对照组。

第七节　应用假设检验需要注意的问题

一、要有严密的研究设计

假设检验是用样本的信息去推断样本所代表的总体之间是否存在差别，因此要求样本必须能代表总体，即样本具有代表性。样本具有代表性就要求有严密的研究设计，并严格按照研究设计方案，遵循随机的原则，客观地收集数据。只有在这样的基础之上，假设检验的结论才是有意义的。每一种假设检验方法都是与相应的研究设计相联系的。

二、应用检验方法必须符合其适用条件

每一种假设检验方法都有相应的适用条件。在实际应用中，应根据变量类型、设计类型、样本大小、资料的分布等因素选择合适的检验方法。例如，一般的 t 检验均要求样本取自正态分布总体；完全随机设计两样本均值比较的资料要求正态分布以外，还要求方差齐性，方差不齐，则宜用 t' 检验或秩和检验；属于配对设计的资料应用配对的检验方法等。如果资料与所用检验方法的条件不符，得出的结论就不可靠。

三、正确理解 P 值的统计意义

P 值是指在所规定的总体中做随机抽样，获得等于及大于（或小于）现有统计量的概率。其判断的基础是小概率事件，即当 P 值小于等于 0.05 时，可认为总体之间存在统计学意义。注意不要把 P 值的大小误解为总体参数间差异的大小，P 值的大小与总体参数间的差异是否有统计学意义有关，但与总体之间差异的大小无必然的关系。所以在报告检验结论时，如果 $P \leqslant \alpha$，应说"差异有统计学意义"而不要说"差异显著"与"差异非常显著"。

四、假设检验的结论不能绝对化

假设检验是反证法的思想，依据样本统计量作出的统计推断，其推断结论并非绝对正确，结论有时也可能有错误，错误分为两类，即 I 型错误和 II 型错误，见表 6-7。

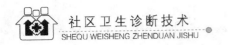
表 6-7　假设检验的两类错误

客观实际	假设检验的结果	
	拒绝 H_0	不拒绝 H_0
H_0 成立	I 型错误(α)	推断正确($1-\alpha$)
H_0 不成立	推断正确($1-\beta$)	II 型错误(β)

I 型错误(type I error)又称第一类错误,即拒绝了实际上成立的 H_0,为"弃真"的错误,其概率通常用 α 表示。α 可取单尾也可取双尾,假设检验时研究者可以根据需要确定 α 值大小,一般规定 $\alpha=0.05$ 或 $\alpha=0.01$,其意义为:假设检验中如果拒绝 H_0 时,发生 I 型错误的概率为 5% 或 1%,即 100 次拒绝的结论中,平均有 5 次或 1 次是错误的。

II 型错误(type II error)又称第二类错误,即不拒绝实际上不成立的 H_0,为"存伪"的错误,其概率通常用 β 表示。β 只取单尾,假设检验时 β 值一般不知道,在一定情况下可以测算出,如已知两总体的差值 $\delta(\mu_1-\mu_2)$、样本含量 n 和检验水准 α。$1-\beta$ 称为检验效能(power of test),也称把握度,表示两总体确实有差别时,按规定的检验水准能发现其有差别的能力。

I 型错误和 II 型错误在实际应用中是不可避免的,一般 α 愈小,β 愈大,α 愈大,β 愈小,因此在给假设检验下结论时不能绝对化。若要同时减小 I 型错误和 II 型错误,唯一的方法就是增大样本含量。

五、双侧检验和单侧检验的选择

相同自由度的情况下,单侧检验的 t 界值要小于双侧检验的 t 界值,因此有可能出现算得的 t 值大于单侧 t 界值,而小于双侧 t 界值的情况,即同一 t 值,单侧检验有统计学意义,而双侧检验未必就有统计学意义,因此单侧检验更容易出现阳性结论。但在具体的选择过程中,需根据研究目的和专业知识进行选择。当根据专业知识已知两总体的参数中甲肯定不会小于乙,或甲肯定不会大于乙时,可考虑用单侧检验,否则,一般选双侧检验。

六、可信区间和假设检验的区别与联系

可信区间和假设检验的区别是可信区间是用样本信息来估计总体均数所在的范围,而假设检验是用样本信息来推断样本所代表的总体均数间是否存在差别。联系是均数可信区间也可以回答假设检验的问题。如在单样本 t 检验中,如果计算的($1-\alpha$)可信区间包含了已知的总体均数,或在独立样本 t 检验中,计算的 $\mu_1-\mu_2$ 的($1-\alpha$)可信区间包含了 0,则可推断假设检验的总体均数之间的差别无统计学意义,反之,则不然。

第七章　分类资料的统计推断

第一节　率的抽样误差和标准误

从总体阳性率为 π 的总体中随机抽取 n 例样本，其样本阳性率为 $P=\dfrac{X}{n}$，则率的抽样误差大小即率的标准误计算如下：

$$\sigma_P=\sqrt{\frac{\pi(1-\pi)}{n}} \tag{7-1}$$

式中：σ_P 为率的标准误，π 为总体阳性率，n 为样本含量。但在实际研究中，总体阳性率 π 往往是未知的，故一般采用样本率 P 来代替，此时上式就变为

$$S_P=\sqrt{\frac{P(1-P)}{n}} \tag{7-2}$$

S_P 是率的标准误的估计值。由公式(7-1)计算不同样本和不同率的标准误，结果见表 7-1，可知率的抽样误差与 π(或 P)及 n 有关。

表 7-1　σ_P 随 n、π 变化情况

n	X	π	σ_P
20	10	0.5	0.112
20	14	0.7	0.102
20	18	0.9	0.067
80	72	0.9	0.034
320	288	0.9	0.017

从表 7-1 可知，n 不变时，π 愈接近 0.5，σ_P 愈大；π 不变时，n 愈大，σ_P 愈小，n 增大 4 倍，σ_P 减小一半。

【例 7.1】　抽查某中学 300 人的麻疹血清抗体，检出抗体阳性 180 人，求 S_P。

$$P=\frac{X}{n}=\frac{120}{300}=0.40=40\%$$

$$S_P=\sqrt{\frac{P(1-P)}{n}}=\sqrt{\frac{0.40(1-0.40)}{300}}=0.0231=2.31\%$$

该中学学生的麻疹血清抗体阳性率为 40%，抽样误差为 2.31%。

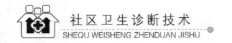

第二节 总体率的估计

总体率的估计也有点（值）估计和区间估计，点估计是简单地用样本率来估计总体率；区间估计是求出总体率的可能范围。区间估计中由于样本率的理论分布和样本含量 n、阳性率 P 的大小有关，所以需要根据 n 和 P 的大小不同，选择不同的方法。当样本含量 n 较小，如 $n \leqslant 50$，特别是 P 很接近于 0 或 1 时，可选择查表法；当样本含量 n 足够大，且样本率 P 或 $1-P$ 均不太小，如 nP 与 $n(1-P)$ 均大于 5 时，可选择近似正态分布法。本章以近似正态分布法为例介绍总体率的区间估计。

近似正态分布法总体率 π 的可信区间估计的公式为

$$(P-u_{\alpha/2}S_P, P+u_{\alpha/2}S_P) \tag{7-3}$$

式中：P 为样本率，S_P 为样本率的标准误，$u_{\alpha/2}$ 是在可信度为 $1-\alpha$ 时，标准正态分布双侧概率为 α 的界值，如 $u_{0.05/2}=1.96$。

【例 7.2】 在某地随机抽取 500 人，做 HBsAg 检验，得阳性率为 7.75%，求阳性率 95% 可信区间。

已知：$P=7.75\%$，$n=500$，故：

$$S_P = \sqrt{P(1-P)/n} = \sqrt{0.0775(1-0.0775)/500} = 0.0120 = 1.20\%$$
$$P-u_{\alpha/2}S_P = 0.0775 - 1.96 \times 0.0120 = 0.0539$$
$$P+u_{\alpha/2}S_P = 0.0775 + 1.96 \times 0.0120 = 0.1011$$

即总体率 95% 的可信区间为 5.39%～10.11%。

第三节 χ^2 检验

χ^2 检验是以 χ^2 分布为理论依据，应用广泛。在分类资料的统计分析中，用于比较总体率或构成比之间的差别有无统计学意义。按照设计类型的不同，分类资料的 χ^2 检验分为四格表资料 χ^2 检验、配对资料 χ^2 检验、行×列表 χ^2 检验等。

一、χ^2 检验的基本思想

以两样本率比较的 χ^2 检验为例，介绍 χ^2 检验的基本思想。完全随机设计两样本率比较的四格表见表 7-2 所示。

表 7-2　完全随机设计两样本率比较的四格表

处理	属性		合计
	阳性	阴性	
1	$A_{11}(T_{11})$	$A_{12}(T_{12})$	n_1
2	$A_{21}(T_{21})$	$A_{22}(T_{22})$	n_2
合计	m_1	m_2	n

A_{11}、A_{12}、A_{21}、A_{22} 为表格中四个实际频数,分别用 a、b、c、d 来代表,$n=a+b+c+d$。假设检验的统计量为 χ^2。

基本公式(亦称 Pearson χ^2)为:

$$\chi^2 = \sum \frac{(A-T)^2}{T} \tag{7-4}$$

$$\nu = (\text{行数}-1)(\text{列数}-1) \tag{7-5}$$

理论频数 T 的计算公式为:$T_{RC} = \dfrac{n_R \cdot n_C}{n}$ $\tag{7-6}$

式中:T_{RC} 为第 R 行(row)第 C 列(column)的理论频数,n_R 为相应行的合计,n_C 为相应列的合计,n 为总例数。

由公式(7-4)可以看出:χ^2 值反映了实际频数与理论频数的吻合程度,其中 $\dfrac{(A-T)^2}{T}$ 反映了某个格子实际频数与理论频数的吻合程度。若检验假设 H_0 成立,实际频数与理论频数的差值会小,则 χ^2 值也会小;反之,若检验假设 H_0 不成立,实际频数与理论频数的差值会大,则 χ^2 值也会大。χ^2 值的大小还取决于 $\dfrac{(A-T)^2}{T}$ 个数的多少(严格地说是自由度 ν 的大小)。由于各 $\dfrac{(A-T)^2}{T}$ 皆是正值,故自由度 ν 愈大,χ^2 值也会愈大;所以只有考虑了自由度 ν 的影响,χ^2 值才能正确地反映实际频数 A 和理论频数 T 的吻合程度。χ^2 检验时,要根据自由度 ν 查 χ^2 界值表(附表6)。当 $\chi^2 \geqslant \chi^2_{\alpha,\nu}$ 时,$P \leqslant \alpha$,拒绝 H_0,接受 H_1;当 $\chi^2 < \chi^2_{\alpha,\nu}$ 时,$P > \alpha$,尚没有理由拒绝 H_0。

由公式(7-5)可见,χ^2 检验的自由度 ν 取决于可以自由取值的格子数目,而不是样本含量 n。四格表资料只有两行两列,$\nu=1$,即在周边合计数固定的情况下,4个基本数据当中只有一个可以自由取值,因此,对于四格表资料,只要根据公式(7-6)计算出一个理论值 T_{RC} 后,其他3个理论值可用周边合计数减去相应的理论值 T 得出。

二、四格表 χ^2 检验

【例7.3】 某医师研究某人群高血压家族史与高血压发生的相关性,根据有无家族史将研究对象分成两组,结果见表7-3。

表7-3 有家族史和无家族史的高血压患病率比较

组别	患病	未患病	合 计	患病率(%)
有家族史	82(71.0)	119(130.0)	201	40.80
无家族史	79(90.0)	176(165.0)	255	30.98
合 计	161	295	456	35.31

(1)建立检验假设

H_0:两组的患病率相同,$\pi_1 = \pi_2$;

H_1:两组的患病率不相同,即 $\pi_1 \neq \pi_2$。

$\alpha = 0.05$

(2)计算检验统计量

$$\chi^2 = \sum \frac{(A-T)^2}{T} = \frac{(82-71.0)^2}{71.0} + \frac{(119-130.0)^2}{130.0} + \frac{(79-90.0)^2}{90.0} + \frac{(176-165.0)^2}{165.0}$$
$$= 4.74$$

自由度 $\nu = (2-1)(2-1) = 1$

（3）确定 P 值，作出推断结论：查附表 6，$\chi^2_{0.05(1)} = 3.84$，$\chi^2 = 4.74 > 3.84$，$P < 0.05$，拒绝 H_0，接受 H_1，两组患病率的差别具有统计学意义，可以认为高血压家族史与高血压的发生有相关性。

四格表 χ^2 检验的选择除了需要考虑资料的类型以外，还要考虑样本统计量和理论频数的大小。在实际应用中，一般遵循下列规定：

（1）当总例数 $n \geq 40$ 且所有格子的 $T \geq 5$ 时：用 χ^2 检验的基本公式或四格表资料 χ^2 检验的专用公式；

基本公式　$\chi^2 = \sum \frac{(A-T)^2}{T}$

专用公式　$\chi^2 = \dfrac{(ad-bc)^2 n}{(a+b)(c+d)(a+c)(b+d)}$ 　　　　　(7-7)

（2）当总例数 $n \geq 40$ 且所有格子的 $1 \leq T < 5$ 时：用四格表资料 χ^2 检验的校正公式；或改用四格表资料的 Fisher 确切概率法。

校正公式　$\chi^2_c = \sum \dfrac{(|A-T|-0.5)^2}{T}$ 　　　　　(7-8)

校正公式　$\chi^2_c = \dfrac{(|ad-bc|-\frac{n}{2})^2 n}{(a+b)(c+d)(a+c)(b+d)}$ 　　　　　(7-9)

（3）当 $n < 40$，或 $T < 1$ 时：用四格表资料的 Fisher 确切概率法。

注意：最小理论频数 T_{RC} 的判断：R 行与 C 列中，行合计数中的最小值与列合计数中的最小值所对应格子的理论频数最小。

【例7.4】　观察某药预防流感的效果，把研究对象随机分为对照组和实验组，结果见表7-4，问该药对预防流感是否有效？

表 7-4　某药预防流感的效果观察

组别	发病	未发病	合　计	发病率（%）
对照组	19(16.1)	2(4.9)	21	90.48
实验组	17(19.9)	9(6.1)	26	65.38
合　计	36	11	47	76.60

（1）建立检验假设

H_0：两组的发病率相同，$\pi_1 = \pi_2$；

H_1：两组的发病率不相同，即 $\pi_1 \neq \pi_2$。

$\alpha = 0.05$

（2）计算检验统计量

$$\chi^2_c = \frac{(|ad-bc|-\frac{n}{2})^2 n}{(a+b)(c+d)(a+c)(b+d)} = \frac{(|19 \times 9 - 2 \times 17| - \frac{47}{2})^2 \times 47}{21 \times 26 \times 36 \times 11} = 2.80$$

自由度 $\nu=(2-1)(2-1)=1$

（3）确定 P 值，作出推断结论：查附表 6，$\chi^2_{0.05(1)}=3.84$，$\chi^2=2.80<3.84$，$P>0.05$，不拒绝 H_0，两组发病率的差别无统计学意义，可以认为该药对预防流感没有效果。

两大样本率比较的资料，既可用率的 Z 检验（参考其他统计书籍），也可用 χ^2 检验来推断两总体率是否有差别，且在不校正的条件下两种检验方法是等价的，对同一份资料有 $Z^2=\chi^2$。

三、配对四格表资料的 χ^2 检验

配对四格表资料的 χ^2 检验适用于配对设计的分类资料。分类资料的配对设计常用于两种检验方法、培养方法、诊断方法的比较，特点是分别用两种方法去处理样本中同一样品，然后比较两种方法之间的差别。根据观察结果可以整理成表 7-5 的形式。

表 7-5　配对分类资料结果比较的表格

方法 1	方法 2		合计
	阳性	阴性	
阳性	a	b	n_1
阴性	c	d	n_2
合计	m_1	m_2	n

上表中 a 为两种方法都为阳性结果的样品数，b 为方法 1 阳性而方法 2 阴性的样品数，c 是方法 1 阴性而方法 2 阳性的样品数，d 为两种方法都为阴性结果的样品数。其中，a 和 d 为两法观察结果一致的两种情况，b 和 c 为两法观察结果不一致的两种情况。因此只要判断 b 和 c 所对应的总体 B 和 C 是否相等即可，即如果 H_0 成立，b 和 c 两个格子理论频数都应该是 $(b+c)/2$。由 χ^2 检验基本思想得

$$\chi^2=\frac{\left(b-\frac{b+c}{2}\right)^2}{\frac{b+c}{2}}+\frac{\left(c-\frac{b+c}{2}\right)^2}{\frac{b+c}{2}}$$

化简后得到 χ^2 统计量的计算公式为

$$\chi^2=\frac{(b-c)^2}{b+c} \qquad \nu=1 \tag{7-10}$$

若 $b+c<40$，需对公式校正，校正公式为

$$\chi^2=\frac{(|b-c|-1)^2}{b+c} \qquad \nu=1 \tag{7-11}$$

【例 7.5】　为了比较甲、乙两种培养基的培养效果，把 342 份样品分别接种在两种培养基上，结果见表 7-6，问两种培养基的阳性率是否相等？

表 7-6　两种培养基的培养结果比较

甲培养基	乙培养基		合计
	阳性	阴性	
阳性	183	18	201
阴性	23	118	141
合计	206	136	342

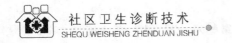
(1)建立检验假设

$H_0: B = C$，即两种培养基的总体阳性率相同；

$H_1: B \neq C$，即两种培养基的总体阳性率不相同。

$\alpha = 0.05$

(2)计算检验统计量

$$\chi^2 = \frac{(b-c)^2}{b+c} = \frac{(18-23)^2}{18+23} = 0.12$$

$$自由度 \nu = (2-1)(2-1) = 1$$

(3)确定 P 值，作出推断结论：查附表6，$\chi^2_{0.50(1)} = 0.45$，$\chi^2 = 0.12 < 0.45$，$P > 0.50$，不拒绝 H_0，两种培养基的总体阳性率差别无统计学意义。

四、行×列表资料的 χ^2 检验

行×列表资料(也称 $R \times C$ 表)的 χ^2 检验，用于多个样本率的比较、两个或多个构成比的比较，以及双向无序分类资料的关联性检验。其基本数据有以下3种情况：①多个样本率比较时，有多行2列，称为 $R \times 2$ 表；②两个样本的构成比比较时，有2行多列，称 $2 \times C$ 表；③多个样本的构成比比较，以及双向无序分类资料关联性检验时，有多行多列，称 $R \times C$ 表。

行×列表资料的 χ^2 检验可用基本公式(7-4)，也可用以下专用公式：

$$\chi^2 = n\left(\sum \frac{A^2}{n_R n_C} - 1\right), \quad \nu = (行数-1)(列数-1) \tag{7-12}$$

式中各符号的意义同前。

【例7.6】 为研究食道癌不同的治疗方案的效果是否有差别，研究人员按自愿和随机的原则，将条件接近的患者83人分成三组，分别进行不同的治疗，结果如表7-7，问三种方案的有效率是否有差别？

表 7-7 三种方案治疗食道癌的疗效

组别	有效	无效	合 计	有效率(%)
西药组	15	12	27	55.55
中药组	15	11	26	57.69
中西药结合组	25	4	29	86.21
合 计	55	27	83	67.07

(1)建立检验假设

H_0：三种治疗方案的有效率相同；

H_1：三种治疗方案的有效率不相同。

$\alpha = 0.05$

(2)计算检验统计量

$$\chi^2 = n\left(\sum \frac{A^2}{n_R n_C} - 1\right)$$

$$= 83 \times \left(\frac{15^2}{27 \times 55} + \frac{12^2}{27 \times 27} + \frac{15^2}{26 \times 55} + \frac{11^2}{26 \times 27} + \frac{25^2}{29 \times 55} + \frac{4^2}{29 \times 27} - 1\right)$$

$$= 7.47$$

自由度 $\nu = (2-1)(3-1) = 2$

（3）确定 P 值，作出推断结论：查附表 6，$\chi^2_{0.025(2)} = 7.38$，$\chi^2 = 7.47 > 7.38$，$P < 0.025$，拒绝 H_0，接受 H_1，可以认为三种治疗方案的有效率不相同。

行×列表资料 χ^2 检验的注意事项：

1. 一般认为，行×列表中的理论频数不应小于 1，或 $1 \leqslant T < 5$ 的格子数不宜超过格子总数的 1/5。若出现上述情况，可通过以下方法解决：①最好是增加样本含量，使理论频数增大；②根据专业知识，考虑能否删去理论频数太小的行或列，能否将理论频数太小的行或列与性质相近的邻行或邻列合并；③改用双向无序 $R×C$ 表的 Fisher 确切概率法。

2. 多个样本率比较，若所得统计推断为拒绝 H_0，接受 H_1 时，只能认为各总体率之间总的来说有差别，但不能说明任两个总体率之间皆有差别。要进一步推断哪两总体率之间有差别，需进一步做多个样本率的多重比较（卡方分割）。

3. 有序的行×列表资料不宜用 χ^2 检验。因为行×列表资料的 χ^2 检验与分类变量的顺序无关，所以当有序变量的行×列表资料中的分类顺序固定不变时，无论将任何两行（或两列）频数互换，所得值皆不变，其结论相同，这显然是错误的。因此在实际应用中，对于行×列表的资料要根据其分类类型和研究目的选用恰当的检验方法。本节所介绍的行×列表资料的检验主要是用于多个样本率的比较、两个或多个样本构成比的比较。

第八章　常用的统计指标

第一节　医学人口统计常用指标

一、医学人口统计资料的来源

1. 来源于人口普查资料。

2. 来源于人口抽样调查资料。

3. 来源于人口抽样资料,包括生命时间登记、人口迁移变动登记、户口登记等途径。

二、人口数与人口构成

(一)人口总数

人口总数(population)一般指一个国家或某一特定时间的人口数,一般采用一年的中点,即 7 月 1 日零时为标准时刻统计。

(二)人口构成及其分析

1. 基本人口学特征　包括年龄、性别、文化、职业等,其中最常用的是性别和年龄,用以描述人口构成情况。

2. 人口年龄构成　指各年龄组人口在总人口中所占的比例。在人口年龄构成的基础上,可以导出许多有用的描述人口状况的指标,比如:

(1)人口系数

1)老年(人口)系数:

$$老年(人口)系数 = \frac{65 \text{ 岁及以上的人口数}}{人口总数} \times 100\% \tag{8-1}$$

老年人口系数越大,表明人口中老年人口所占比重越大,在一定程度上反映人口老化的程度。老年人口系数可作为划分人口类型的尺度,按国际标准老龄人口构成在 4% 以下者为"青年人口",4%～7%者为"壮年人口",7% 以上者为"老年人口"。

2)少年儿童(人口)系数

$$少年儿童(人口)系数 = \frac{14 \text{ 岁及以上的人口数}}{人口总数} \times 100\% \tag{8-2}$$

少年儿童人口系数越大,表明人口中少年人口所占比重越大,人口越年轻。该指标主要受生育水平的影响。

(2)负担系数　又称抚养比或抚养系数,是指人口中非劳动年龄人数与劳动年龄人数之

比。负担系数包括三个指标:

$$总负担系数 = \frac{14 \text{ 岁及以下人口数} + 65 \text{ 岁及以上的人口数}}{15 \sim 64 \text{ 岁人口数}} \times 100\% \qquad (8-3)$$

$$少年儿童负担系数 = \frac{14 \text{ 岁及以下的人口数}}{15 \sim 64 \text{ 岁人口数}} \times 100\% \qquad (8-4)$$

$$老年负担系数 = \frac{65 \text{ 岁及以上的人口数}}{15 \sim 64 \text{ 岁人口数}} \times 100\% \qquad (8-5)$$

3. 性别比　指男性人口与女性人口的比值,即

$$性别比 = \frac{男性人口数}{女性人口数} \times 100\% \qquad (8-6)$$

常用的性别比指标有出生性别比、总人口性别比、老年人口性别比等。根据在不同国家大量观察,初生婴儿男多于女,出生性别比一般在 104～107 之间,但由于男性死亡率一般高于女性,故随着年龄的增长,到青壮年时期,人口的性别比可降到 100 左右,到老年期,则降至 100 以下,即出现女多于男的现象。

4. 人口金字塔　是将人口的性别、年龄分组数据,以年龄(或出生年份)为纵轴,以人口数或年龄构成比为横轴,按左侧为男、右侧为女绘制的直方图,其形如金字塔,故称为人口金字塔。

人口金字塔更形象直观地反映了人口的年龄构成,便于说明和分析人口现状、类型及发展趋势。根据其形状及对人口未来发展的影响分为三种类型:①增长型人口:人口金字塔呈上尖下宽,多为出生率大于死亡率,表示人口不断增长。②静止型人口:除高年龄组构成较小外,其他各年龄组构成相近,此类人口出生率基本等于死亡率,人口总数基本稳定。③缩减型人口:人口金字塔呈现上下两头小,中间大,一般多为死亡率大于出生率,人口总数不断减少。

图 8-1 是利用我国 1953 年至 2000 年六次人口普查资料绘制而成的人口金字塔图,其中 1953 年和 1964 年呈底大顶尖的形状,为增长型人口,反映了我国人口无节育情况下的自然增长情况;1982 年呈底部内收壶状,反映了推行计划生育后人口出生率降低;1982 年以后的几次人口普查的金字塔基底部出现内缩,反映了我国人口金字塔类型正逐渐从增长型向静止型、缩减型过渡。

三、生育与计划生育统计

(一)生育与计划生育统计资料的来源

有关原始资料包括人口、出生、死亡、结婚登记、育龄妇女资料等,可向有关部门索取,也可根据需要自行调查取得。

(二)生育与计划生育统计指标

1. 反映生育水平的指标

(1)粗出生率(crude birth rate,简记为 CBR):

$$粗出生率 = \frac{同年活产总数}{某年平均人口数} \times 1000\text{‰} \qquad (8-7)$$

上式中平均人口数的取值,若在人口普查年,可用普查所得的该地该年 7 月 1 日零时的人口总数;在非人口普查年,则用上年末及本年末两个人口数的平均值。粗出生率的优点在

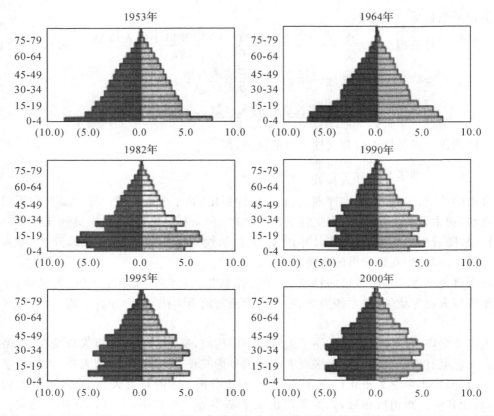

图 8-1　1953、1964、1982、1990、1995、2000 年我国六次人口普查资料按性别年龄组成绘制的金字塔图
（资料来源：姚新武、尹华《中国常用人口数据集》，中国人口出版社，1994；国务院人口普查办公室、国家统计局人口与社会科技司《2000 年第五次全国人口普查主要数据》，中国统计出版社，2001。）

于资料易获得，计算简单，但它的主要缺点是受人口的年龄、性别构成和婚姻状况的影响。粗出生率只能粗略地反映生育水平。

（2）总生育率（general fertility rate，简记为 GFR）：指某地某年平均每千名妇女的活产数。

$$总生育率 = \frac{同年活产数}{某年\ 15\sim49\ 岁妇女数} \times 1000\text{‰} \qquad (8\text{-}8)$$

总生育率消除了总人口中年龄性别构成不同对生育水平的影响，较粗出生率能更确切地反映生育水平。但受育龄妇女内部年龄构成的影响。

（3）年龄别生育率（age-specific fertility rate，简记为 ASFR）：又称年龄组生育率，其算式为：

$$某年龄组生育率 = \frac{同年该年龄组妇女的活产数}{某年某年龄组妇女数} \times 1000\text{‰} \qquad (8\text{-}9)$$

年龄别生育率消除了育龄妇女内部年龄构成不同对生育水平的影响。

（4）总和生育率（total fertility rate，简记为 TFR）：是一定时期（如某一年）每岁一组的年龄别生育率的总和，即 $\sum \text{ASFR}$。当年龄别生育率的年龄分组不是一岁组，而是 n 岁一组时，总和生育率的算式为：

$$总和生育率 = n \times \sum ASFR \tag{8-10}$$

总和生育率是假定同时出生的一批妇女，按照某年的年龄别生育水平度过其一生的生育过程，每个妇女可能生育的子女数。它能综合反映各年龄组育龄妇女生育率，能确切地说明人群生育水平。它不受人口性别、年龄构成对生育水平的影响，故不同地区、不同年度的总和生育率可以直接比较，因而应用甚广。它也是测量生育水平的最好指标。

【例8.1】 某地 1988 年收集到的资料如表 8-1 第（1）～（3）栏所示，试求 GFR、ASFR、TFR。

表 8-1 GFR、ASFR 及 TFR 的计算

年 龄 (1)	妇女数 (2)	出生婴儿数 (3)	年龄别生育率(‰) (4)
15～	126203	2484	19.68
20～	116960	27327	233.36
25～	77523	11972	154.43
30～	87190	5798	66.50
35～	73060	1394	19.08
40～	52560	302	5.75
45～49	43920	60	1.37
合 计	577416	49337	500.17

$$GFR = \frac{同年活产总数}{某年\ 15\sim49\ 岁妇女数} \times 1000‰$$

$$= 49337/577416 \times 1000‰ = 85.44‰$$

$$15\sim19\ 岁\ ASFR = \frac{同年\ 15\sim19\ 岁组妇女的活产数}{某年\ 15\sim19\ 岁组妇女数} \times 1000‰$$

$$= 2484/126203 \times 1000‰ = 19.68‰$$

余类推，见表 8-1 第（4）栏。

$$TFR = 5 \times \sum ASFR = 5 \times 500.17‰ = 2.50$$

这意味着按照当地 1988 年年龄别生育水平，估计每个妇女一生平均生 2.5 个孩子；或用千分率表示，即估计每 1000 名妇女一生平均生 2500 个孩子。

2.测量人口再生育的统计指标

(1)自然增长率(natural increase rate,简记为 NIR)：是粗出生率（CBR）与粗死亡率（CDR）之差，即 NIR＝CBR－CDR。

自然增长率容易理解，计算简单，但它受人口的性别、年龄构成不同的影响，只能粗略地估计人口的一般增长趋势，不能用来预测未来人口的发展速度。

(2)粗再生育率(gross reproduction rate,简记为 GRR)：粗再生育率是只计算女婴的总和生育率。

(3)净再生育率(net reproduction rate,简记为 NRR)

$$NRR = \sum ASFR_{(f)} \times 5L_x/l_x \tag{8-11}$$

式中：$ASFR_{(f)}$ 为只计女婴的年龄别生育率。

(4)平均世代年数(mean length of generation,简记为 LG)

$$LG = \frac{育龄妇女生存总人年数}{NRR} \tag{8-12}$$

3.反映计划生育工作情况的统计指标

(1)避孕现用率：

$$避孕现用率 = \frac{同期已落实避孕措施的人数}{某年 15\sim49 岁的妇女数} \times 100\% \tag{8-13}$$

(2)Pearl 怀孕率(Pearl pregnancy rate)：是评价避孕效果的指标。

$$Pearl 怀孕率(\%) = \frac{意外怀孕人数}{暴露于怀孕危险的人月数} \times 1200\% \tag{8-14}$$

(3)累计失败率(cumulative failure rate)：是在给定时间内，妇女用某一措施后意外怀孕的人数，能较准确地反映避孕效果。

(4)人工流产率(induce abortion rate)：反映育龄妇女中人工流产的强度。

$$人工流产率 = \frac{同年内人工流产人数}{同年 15\sim49 岁妇女数} \times 100\% \tag{8-15}$$

(5)人流活产比(ratio of induced abortion and live birth)：用于间接地反映计划外怀孕情况。

$$人流活产比 = \frac{同年内人工流产人数}{某年活产总数} \times 100\% \tag{8-16}$$

(6)计划生育率：用于综合说明计划生育的质量。

$$计划生育率 = \frac{同年符合计划生育要求的活产数}{某年活产总数} \times 100\% \tag{8-17}$$

(7)节育率：反映计划生育工作质量。

$$节育率 = \frac{同年内绝育人数 + 避孕人数}{某年 15\sim49 岁妇女数} \times 100\% \tag{8-18}$$

4.与出生有关的其他常用指标

(1)低出生体重百分比(proportion of low birth weight)：反映居民健康水平及孕期保健的情况。

$$低出生体重百分比 = \frac{出生体重不足 2500 克的活产数}{活产总数} \times 100\% \tag{8-19}$$

(2)儿童妇女比(child-women ratio)：是一个间接反映生育水平的指标，其优点在于不需要活产数，在没有生命事件登记的地区常用它间接测量生育水平。

$$儿童妇女比 = \frac{同年内 0\sim4 岁儿童数}{某年 15\sim49 岁妇女数} \times 100\% \tag{8-20}$$

四、人口死亡统计

(一)人口死亡资料的来源

我国人口死亡资料主要由公安部门负责收集，并按 ICD-10 中的死因分类填写。

(二)常用人口死亡统计指标

1.测量死亡水平的指标

(1)粗死亡率(crude death rate,CDR)：具有资料易获得、计算简单的优点，但受人口年龄、性别构成情况的影响。

$$粗死亡率=\frac{同年内死亡人数}{某年平均人口数}\times K \tag{8-21}$$

式中：K 为比例系数，常用 1000‰，10000/万，或 100000/10 万，下同。

（2）年龄别死亡率（age-specific death rate，ASDR）：年龄别死亡率消除了人口的年龄构成不同对死亡水平的影响，不同地区同一年龄组的死亡率可以直接进行比较。

$$某年龄组死亡率=\frac{同年该年龄组死亡人数}{某年某年龄组平均人口数}\times K \tag{8-22}$$

（3）婴儿死亡率（infant mortality rate，IMR）：是反映社会卫生状况和婴儿保健工作的重要指标，不受年龄的影响，可直接比较。

$$婴儿死亡率=\frac{同年内不满 1 周岁婴儿死亡数}{某年活产总数}\times K \tag{8-23}$$

（4）新生儿死亡率（neonatal mortality rate，NMR）：是反映妇幼卫生工作质量的重要指标。

$$新生儿死亡率=\frac{同年未满 28 天的新生儿死亡数}{某年活产总数}\times K \tag{8-24}$$

（5）围生儿死亡率（perinatal mortality）：是衡量孕前、孕期、产期、产后保健工作质量的敏感指标之一。

$$围生儿死亡率=\frac{同年围生期死胎数+死产数+出生 7 天内死亡数}{某年围生期死亡数+死产数+活产数}\times 1000 \tag{8-25}$$

（6）5 岁以下儿童死亡率（child mortality under age 5）：是综合反映儿童健康水平和变化的主要指标。

$$5 岁以下儿童死亡率=\frac{同年 5 岁以下儿童死亡数}{某年活产总数}\times 1000‰ \tag{8-26}$$

（7）孕产妇死亡率（maternal mortality rate）：这一指标不仅可以评价妇女保健工作，而且间接反映一个国家的卫生文化水平。

$$孕产妇死亡率=\frac{同年孕产妇死亡数}{某年活产总数}\times 100000/10 万 \tag{8-27}$$

（8）死因别死亡率（cause-specific death rate）：是死因分析的重要指标，反映各类病伤死亡对居民生命的危害程度。

$$某死因死亡率=\frac{同年内某种原因死亡人数}{某年平均人口数}\times 100000/10 万 \tag{8-28}$$

2.反映死因构成及死因顺位的指标

（1）死因构成或相对死亡率（proportion of dying of a specific cause）：反映各种死因的相对重要性。

$$某类死因构成比=\frac{同年某类死因死亡人数}{某年死亡总人数}\times 100\% \tag{8-29}$$

（2）死因顺位：是指按各类死因构成比的大小由高到低排列的位次，说明各类死因的相对重要性。

<h1 style="text-align:center">第二节　疾病统计常用指标</h1>

一、疾病统计的意义

疾病统计(morbidity statistics)从数量方面研究疾病在人群中的发生、发展和流行分布的特点与规律,为病因学研究,为防治疾病和评价防治工作效果提供科学依据。

二、疾病统计资料的来源

包括以下三个方面:

1. 疾病报告和报表资料。
2. 医疗卫生工作记录。
3. 疾病调查资料。

三、疾病和死因分类

疾病和死因的分类按照国际疾病和死因分类(international classification of diseases,简称 ICD)进行,目前正在使用的版本是 ICD-10,详见有关书籍。

四、常用疾病统计指标

1. 反映疾病发生水平的指标

(1)发病率(incidence rate)

$$发病率 = \frac{该期间新发生的某病病例数}{一定时期内可能发生某病的平均人口数} \times K \tag{8-30}$$

(2)患病率(prevalence rate)

$$患病率 = \frac{检查时发现的某病现患病例总数}{该时点受检人口数} \times K \tag{8-31}$$

2. 反映疾病构成情况的指标

$$某病构成百分比 = \frac{同时期内某病新发病例数}{某时期内全部新发病例总数} \times 100\% \tag{8-32}$$

3. 反映疾病危害程度和防治效果的指标

(1)某病死亡率:见死因别死亡率。

(2)某病病死率(case fatality)

$$某病病死率 = \frac{因某病死亡人数}{同期某病病人数} \times 100\% \tag{8-33}$$

(3)治愈率(cure rate)

$$治愈率 = \frac{治愈某病人数}{受治病人数} \times 100\% \tag{8-34}$$

(4)有效率

$$有效率 = \frac{治疗有效人数}{受治病人数} \times 100\% \tag{8-35}$$

(5)生存率(survival rate):指病人能活到某一时点的概率。常用于对慢性病的治疗效果或预后估计。

五、残疾统计

1. 残疾的定义及分级

残疾是指在心理、生理、人体结构上，某种组织、功能丧失或者不正常，全部或者部分丧失以正常方式从事某种活动能力的人。分为功能、形态残疾(impairment)、丧失功能残疾(disability)和社会功能残疾(handicap)三个层次。

2. 残疾的常用统计指标

(1)残疾患病率

$$残疾患病率 = \frac{残疾患者数}{调查(检查)人数} \times K \tag{8-36}$$

(2)残疾构成

$$残疾百分比 = \frac{某种残疾数}{所有残疾数} \times 100\% \tag{8-37}$$

第三节　其他常用指标

一、健康影响因素指标[超重肥胖指标(18岁及以上人群)]

1. 体质指数(BMI) $= \dfrac{体重(kg)}{[身高(m)]^2}$ $\tag{8-38}$

2. 正常成年人的腰围标准：男性＜90cm；女性＜85cm。

3. 成人腰臀比正常范围：男性＜0.9；女性＜0.85。

中心型肥胖判断标准：男性　腰围≥90cm、腰臀比≥0.9；

女性　腰围≥85cm、腰臀比≥0.85。

二、卫生服务需求与利用指标

1. 两周就诊率　指每千人口(或百万人口)两周内因病或身体不适寻求各类医疗机构服务的人次数。

2. 两周患病未就诊比例　指两周患病者未去医疗机构就诊的例数与两周患病总例数的百分比。

3. 1年住院率　指每千人口(或百万人口)1年内总住院人次数。

4. 1年家庭病床住院率　指每千人口(或百万人口)1年内住家庭病床人次数。

第九章　流行病学概述

流行病学是现代医学的一门重要分支学科。流行病学主要理论体系是近半个世纪才开始形成的。其研究方法不仅适用于疾病的研究,而且适用于预防医学中环境卫生、劳动卫生、食品卫生等各种有害因素对人体健康影响的研究,同时在临床工作和药效评价方面也常采用流行病学的分析方法。因此,流行病学既是一门实用、独立的学科,又被作为方法学而广泛应用于许多医学领域之中。

第一节　流行病学的概念

过去半个世纪以来,流行病学的研究范围,从早期仅研究传染病扩展到研究与人群健康有关的所有现象。

伦敦于 1854 年暴发霍乱,10 天夺去 500 余人的生命。根据当时的观点,霍乱是经空气传播的。但是约翰·斯诺(John Snow)医师不同意这种说法,他认为霍乱是经水传播的。他用标点地图的方法研究了当地水井分布和霍乱患者分布之间的关系,发现在布劳德街一口水井的供水范围内霍乱发病人数(罹患率)明显高于其他地区,最终据此线索找到该次霍乱暴发原因:该水井被附近一下水道所污染。根据这些发现,约翰·斯诺提出霍乱病原存在于肠道,随粪便排出污染饮水,人喝了被污染的水而被感染发病。其后 30 年才从粪便中分离到霍乱弧菌。约翰·斯诺在这次霍乱暴发中的工作被认为是流行病学的开端。

20 世纪 50 年代,理查·多尔(Richard Doll)和布拉德福·希尔(Bradford Hill)在英国对吸烟与肺癌的关系开展了系统的流行病学研究,他俩合作进行了一项病例-对照研究和队列研究,得到吸烟和肺癌相关的结论。他们的研究成果为控烟提供了科学依据。

目前,流行病学在医学各专业越来越受到重视,并且开始分出许多分支学科。

一、流行病学的定义

1.流行病学是研究疾病和健康状态在人群中发生、发展及其分布的规律和原因,以及制订预防、控制、消灭这些疾病和促进健康的策略与措施,并对策略与措施进行评价的科学。

2.流行病学定义的内涵要点

(1) 从宏观群体的角度研究疾病和健康状况,人群包括各种病人和健康人。与临床医学的个体水平观察或基础医学的微观水平研究是不同的。人群研究必须到现场,所以流行病学必须有人群的观点和现场的观点。

(2) 研究各种疾病,不限于传染病。

(3) 从疾病的分布出发,揭示影响和决定分布的因素,探讨流行的原因。

（4）运用流行病学的原理和方法,探索病因;结合实际情况,研究如何预防和控制疾病,采取措施的方法和依据。

（5）还要评价防制对策和措施效果,以达到预防、控制、消灭疾病,促进健康的最终目的。

二、流行病学的任务

流行病学的研究范围很广,包括各种疾病以及人群的健康状况。流行病学的基本任务有四项:

1.描述疾病的频率和疾病在不同人群、不同地区、不同时间的分布特点;

2.根据各种不同分布特点的分析研究,以探讨疾病的病因,提供有关因果关系的依据;

3.根据病因学知识,提出有针对性的预防、控制疾病发生的策略和措施;

4.通过疾病监测,收集有关暴露与疾病资料,预测疾病的发生情况,为预防疾病的发生和流行提供信息。

在流行病学研究中常用到暴露的概念。流行病学研究中用暴露来代表一切可能与疾病危险有关的、研究者感兴趣的因素。暴露可指遗传因素,也可指环境因素;暴露可指暴露于某种物理、化学、生物因素,也可指暴露于某种心理因素;暴露可指外源性的暴露,也可指内源性的暴露(如血脂指标);暴露可指某种元素或营养素过多,也可指摄入不足;暴露可指血型、性别、种族这样一些描述性特征,也可指个体所患的某种疾病。流行病学不仅研究那些能升高疾病危险的暴露因素,同时也研究那些能降低疾病危险的暴露因素。

第二节　流行病学的研究方法

流行病学研究方法的分类有多种表达形式,从流行病学研究的性质来分,大致可以分为(图 9-1):

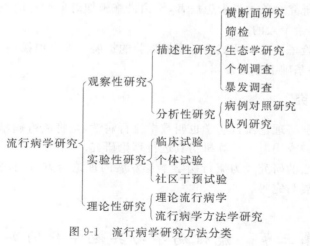

图 9-1　流行病学研究方法分类

一、观察性研究

观察性研究即非实验研究,是流行病学研究的基本方法。

（一）描述性研究

描述性研究是流行病学研究的基础，是利用现有资料对疾病和健康状况在人群中的分布进行研究，为建立病因假设提供线索，为了解人群疾病与健康状况、医疗卫生需求提供科学依据。

1. 横断面研究　横断面研究是指一个时间断面上的研究，调查一个特定人群中的疾病或健康状态，以及相关因素的断面情况，通常暴露信息和疾病信息同时确定。通过对资料的描述，去揭示其分布规律及影响因素，从而提出潜在病因。

2. 生态学研究　观察单位不是个体而是群体，它是从群体水平上研究因素与疾病或健康之间的关系。

（二）分析性研究

分析性研究的主要作用是对描述性研究提出的病因假设进行分析，是检验假设的一种研究方法。分析性研究有以下两种常用的方法：

1. 病例对照研究　病例对照研究是选定患有某特定疾病和不患有该病但具有可比性的两组人群，即病例组和对照组，通过调查收集病例组与对照组既往各种可能的危险因素的暴露史，测量并比较两组中各因素的暴露情况，从而推断暴露因素与疾病有无关联及关联大小的研究方法。

2. 队列研究　队列研究是选定暴露及未暴露于某因素的两组人群，追踪观察一定时间，比较两组人群某种疾病的发病率或死亡率，从而判断该因素与发病或死亡有无关联及关联大小的研究方法。

二、实验性研究

实验性研究是以病人或正常人为研究对象，研究者将研究对象随机分为实验组和对照组，将研究的干预措施施加给实验组人群后，随访一段时间并比较两组人群的结局，如发病率、死亡率、治愈率等，对比分析实验组与对照组之间效应上的差别，判断干预措施的效果。

1. 临床试验　以病人为研究对象，从而评价某种药物或疗法的效果。

2. 个体试验　研究对象为尚未患病者，干预措施施加对象针对的是个人。如：评价疫苗效果，则疫苗注射是给个人的。

3. 社区干预试验　社区干预试验是现场试验的扩展。如水加氟预防龋齿是针对整个社区进行试验，在社区基础上指定暴露。

三、理论性研究

1. 理论流行病学　理论流行病学也叫数学流行病学，是将流行病学调查所得到的数据，建立有关的数学模型或用电子计算机仿真进行理论研究。

2. 流行病学方法的研究　为流行病学本身发展的理论与方法的研究，因为流行病学本身也需要不断地发展与完善。

第三节　流行病学与其他学科的关系

现代医学分为三部分：基础医学、临床医学和预防医学。这三部分分别从微观的角度，以单个病人为单位的角度以及从群体宏观的角度研究医学问题。流行病学与临床医学、基础医学有着密切的关系,它们互相影响、互相促进。

一、流行病学与临床医学

流行病学研究各种疾病和健康状态,必然面临许多临床问题。临床医学以单个病人为研究对象,以解决单个病人的诊断、治疗问题为主要任务。流行病学则从研究疾病或健康在人群中的频率分布入手,研究其分布及有关影响因素,为疾病的防制提供依据,因此流行病学可称之为"群体诊断"。

丰富的临床知识可以补充、启发流行病学工作者的思维。反之,临床医生若能掌握流行病学思维方法,则可以发现一些有意义的病因线索。

二、流行病学与基础医学

流行病学的任务在于探讨病因及其影响因素。在建立病因假设、设计、调查等过程中都涉及基础医学知识,有时还需要直接应用基础医学的知识为流行病学服务。正确的病因假设必须符合基础医学理论。流行病学的发展对基础医学的发展也有促进作用。基础医学的研究同流行病学的研究互相补充、互相提供线索。基础医学偏重于直接病因的研究,流行病学的研究则偏重于对病因线索的探讨。

三、流行病学与统计学

医学统计学与流行病学相辅相成。因为流行病学是进行群体水平的研究,所以从研究设计、资料收集、抽样方法、避免偏倚、数据处理等方面均需要统计学技术作为工具。正确地运用医学统计学方法可以帮助人们正确地揭示流行规律,更好地进行流行病学调查分析,判断预防效果。流行病学实践反过来又促进了医学统计学的发展和应用。例如,利用数学模型进行理论流行病学的研究,从而使医学研究从定性走向定量。

流行病学应用广泛,涉及面宽,几乎涉及社会学、自然科学和医学的各个主要学科。现代流行病学出现流行病学与相关学科定义相互渗透的现象,如分子流行病学、遗传流行病学、药物流行病学、行为流行病学、职业流行病学、环境流行病学等。

第四节　流行病学的用途

流行病学的用途和作用,可以概括为以下几个方面:

一、研究疾病的流行因素和病因

流行病学最重要的目的是获得当前病因未明的疾病的病因知识。探讨病因常经过这样一些步骤:掌握疾病和健康状态的各种分布规律,用流行病学方法找出病因,形成病因假设,然后通过流行病学方法检验和最终验证假设。即利用描述性流行病学方法,查明分布特点并筛选有意义的流行因素,形成假设。然后通过病例对照研究和队列研究来检验和验证假设。最后通过应用流行病学及病理、临床、环境等科研资料进行综合分析和病因推断。

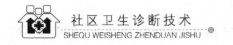

二、对疾病预防、治疗效果的评价

疾病控制主要从两方面考虑：一是要根除或预防疾病发生；二是要控制疾病发生后的蔓延，降低并发症、后遗症和病死率。这些策略实施效果的评价必须通过严密的流行病学方法进行研究和评估。

三、疾病监测

疾病监测是指长期、连续、系统地收集疾病的动态分布及其影响因素的资料，经过分析将信息上报和反馈，以便及时采取干预措施并评价其效果。疾病监测与防制对策是控制疾病的两项不可或缺的工作。要了解策略是否正确，措施是否确实按规划落实，措施是否有效，都需要进行监测。监测的内容很广泛，要监测有关疾病的发展动态和趋向以及各方面的有关因素，及时不断地对防制策略和措施进行必要的修改。

四、研究疾病的自然史

流行病学可以用于研究疾病的自然史。疾病在个体中由临床前期、临床期和临床后期的自然发生发展过程称为个体的疾病自然史。疾病在人群中的自然发生发展的规律叫做人群的疾病自然史，即流行病学常说的疾病自然史。疾病自然史的研究有助于早期预防和发现疾病，了解疾病的转归和规律，适时采取有效措施以促进恢复健康。

五、应用于卫生管理工作

从事卫生行政管理的工作人员，应该具有流行病学的知识和观点，从而可以从群体和社区的角度来考虑和处理所负责范围的疾病和健康问题。防制工作规划的制定及防制措施的评价，以及确定防制的重点疾病和重点人群都需要通过对流行病学的调查，了解各种疾病的发病率、现患率和发病趋势等背景资料，才能更好地制定相应的防制策略以采取有效的防制措施。

第五节　流行病学研究的重要观点

一、群体观点

流行病学是从宏观的角度来认识疾病和健康状态，是使一个地区的人群减少疾病，增进健康。它着眼于人群的大多数，是对人群疾病和健康状态的概括。

二、对比的观点

对比是贯穿流行病学研究始终的思想，是流行病学研究方法的核心，即有比较才有鉴别。病例对照研究、队列研究等研究方法本身就贯穿着对比观察和分析的观点。

三、社会医学的观点

人不仅具有生物属性，同时具有社会属性，人类的疾病和健康状态不仅是人体自身的问题,同时与外环境有关,包括自然环境和社会环境的制约。近来有人在"生物—心理—社会模式"的基础上又提出了"生物—心理—社会—生态环境模式",提醒我们在研究流行病学时要树立社会医学的观点,特别要注意接触史、职业、生活环境、生活方式,以及社会、心理方面的因素。

四、多病因的观点

任何疾病的病因都不是单一的,都是多种因素综合作用的结果,都是遗传因素与环境因素及其相互作用的结果,只不过对于不同的疾病,遗传因素与各种环境因素的作用大小不同而已。

五、概率论的观点

流行病学注重定量描述和数字分析,流行病学研究对象是人群,用各种率的计算进行比较;同时在因果判断上需要逻辑判断,应用概率论,不能因特例而否定因果联系的存在。

六、预防为主的观点

由流行病学定义可知预防为主是流行病学最基本的观点。

第十章 疾病的分布

研究疾病分布是将流行病学调查或记录资料按不同人群、地区和时间的特征分组,描述疾病在不同时间、地区和人群中的频率与分布情况。它是流行病学研究的起点和基础。

研究疾病分布的意义在于:通过对疾病分布的描述,可帮助人们认识疾病流行的基本特征,有助于合理地制定疾病的防控、保健策略及措施,同时它还是研究疾病的流行规律和探索疾病病因的基础。

第一节 流行病学常用的测量指标

描述疾病的人群、地区和时间分布时要用数量来反映,为进行互相比较,发现差异,必须把有关的数据转化为率或比(详见第四章)。常用的测量指标有:

1. 发病率

(1)意义:发病率是指一定时期(通常用年)内,特定人群中发生某病新病例的频率。

(2)计算公式:

$$发病率 = \frac{某年(期)某人群中新发生某病病例数}{同年(期)暴露人口数} \times K$$

式中:$K = 100\%, 1000‰, 100000/10$ 万。

1)观察时间:计算发病率的时间单位一般为 1 年,也可根据研究的病种和卫生事件的特点来选择时间单位。

2)发病时间:发病率是以新发病例来计算的,而新发病例的确定则依据发病时间。发病时间清楚的疾病如急性传染病、脑卒中等应当以发病时间确定新发病例;对于慢性病如恶性肿瘤、高血压、糖尿病等疾病,不易确定准确的发病时间,一般可以初次诊断时间作为发病时间。

3)新发病例数:发病率的分子为新发病例数,新发病例是指观察期间发生某病的病人。一般情况下是指病例数,但有时一个人在观察期间内可能发生一次以上的同种疾病,例如,一个人在一年内可患几次腹泻或几次感冒,可分别计算为几个新发病例。

4)暴露人口数:分母中所规定的暴露人口是指可能会发生该病的人群,对那些不可能患该病的人,如传染病的非易感者、已接种疫苗能有效保护不发病者,不应计入分母内(当分母足够大时可忽略)。

常常使用年平均人口数来代替暴露人口数。常用年中(某年 7 月 1 日零时)人口数,或年初、年末人口数之和除以 2 作为年平均人口数。

(3)用途:发病率是一个重要的常用指标。可用于描述疾病的分布,它能反映疾病发生的频率。常通过比较不同人群的发病率来探讨病因，提出病因假说，评价防制措施的效果。发病率的准确性受疾病报告、登记制度以及诊断的正确性等影响。

（4）注意事项：发病率可按疾病种类、年龄、性别、职业、地区等不同特征分别计算。发病率一般是根据病例报告而获得。如报告制度不健全，漏报病例很多，诊断水平不高，则影响其准确度。在比较不同地区人群的发病率时，应考虑年龄构成不同，须比较其标准化率。

2. 罹患率

$$罹患率 = \frac{观察期间某病新发病例数}{同期暴露人口数} \times K$$

式中：$K = 100\%$ 或 1000%。

罹患率与发病率相同之处是分子均是新发病例数。但罹患率通常多指在某一局限范围、短时间内的发病率，故又称短时发病率。观察时间可以日、周、旬、月为单位。适用于局部地区疾病的暴发，如食物中毒、传染病及职业中毒等暴发的情况。

3. 患病率 亦称现患率、流行率。患病率是指在特定时间内观察人口中某病病例数（包括新、旧病例）所占的比例。患病率可按观察时间的不同分为期间患病率和时点患病率两种，特定时间为某一时点称时点患病率；若特定时间是一段时间，一般超过一个月则称期间患病率。计算公式为：

$$时点患病率 = \frac{某时点的某病患病数}{同时点观察人口数} \times K$$

$$期间患病率 = \frac{某期间的某病病例数}{同期观察人口数} \times K$$

式中：$K = 100\%$，1000%，$10000/万$ 或 $100000/10万$。

（1）患病率与发病率不同之处：①患病率的分子包括调查时该病新旧病例数，而不管这些病例的发病时间；②患病率是横断面调查所得的疾病频率。

（2）患病率常用于估计某病对居民健康危害的严重程度，对制订卫生保健服务规划等有指导作用；也常用来研究疾病流行因素、防治效果等。

（3）患病率对于慢性病，例如肺结核、血吸虫病、糖尿病、冠心病等，能反映有价值的信息。而对于病程短的疾病如流行性感冒等几乎无特殊意义。

（4）患病率高低受许多因素影响。如病程延长、未治愈者的寿命延长、新病例增加、病例迁入、健康者迁出、诊断水平提高、报告率提高等都可以使患病率升高。病死率高、新病例减少、病例迁出、健康者迁入等都可以使患病率降低。当某地某病的发病率和该病的病程在相当长的时间内保持稳定时，患病率、发病率和病程三者的关系是：患病率＝发病率×病程。

患病率通常用来表示病程较长的慢性病的发生和流行情况，可为医疗设施规划、估计医院床位周转、卫生设施及人力的需要量、医疗质量评估和医疗费用投入等提供科学的依据。

4. 感染率 是指在某个时间内所检查的人群中，某病现有感染者人数所占的比例。感染率的性质与患病率相似。

$$感染率 = \frac{调查时某病感染人数}{调查时受检人数} \times K$$

式中：$K = 100\%$。

某些传染病感染后不一定发病，但可以通过微生物学、血清学、皮肤试验等方法测定其是否感染。感染率用途广泛，特别是对那些隐性感染、病原携带及轻型和不典型病例的调查较为有用,如乙型肝炎、乙型脑炎、脊髓灰质炎、结核、寄生虫等。可以用它估计某病的流行势态,也可为制订防制措施提供依据。

5.续发率 也称家庭二代发病率,指一个家庭、病房、集体宿舍、托儿所、幼儿园班组中第一个病例发生后,在该病最短与最长潜伏期之间出现的病例占该特定人群中可能患病人数的比例。家庭中第一例病例称为"原发病例",在进行续发率的计算时,需将原发病例从分子、分母中去除。

$$续发率 = \frac{易感接触者的续发病例数}{易感接触者总数} \times K$$

式中:$K = 100\%$。

续发率可用于比较传染病传染力的强弱、评价卫生防疫措施的效果、通过续发率的比较研究家庭大小、经济、文化等条件对传染病传播的影响等。

6.死亡率 或称粗死亡率。死亡率是指某人群在一定期间内的总死亡人数占该人群同期平均人口数的比例。

$$死亡率 = \frac{某人群某年总死亡人数}{该人群同年平均人口数} \times K$$

式中:$K = 1000‰$ 或 $100000/10$ 万。

(1)死亡率反映一个人群总死亡水平,是衡量人群因病伤死亡危险大小的指标,是一个国家或地区文化、卫生水平的综合反映。它不仅反映一个国家或地区在不同时期的居民健康状况和卫生保健工作水平,而且为当地卫生保健工作的需求和规划提供科学依据。

(2)比较不同地区不同人群死亡率时,若两地人口年龄、性别等人口学变量构成不同,不可直接用粗死亡率进行比较,而必须采用标准化死亡率。

7.死亡专率 按疾病的种类、年龄、性别、职业、种族等分类计算的死亡率称为死亡专率,分别称疾病死亡专率、年龄别死亡专率等。某病死亡专率的计算公式为:

$$死亡专率 = \frac{某人群某年因某病死亡人数}{该人群同年平均人口数} \times K$$

式中:$K = 1000‰$ 或 $100000/10$ 万。

(1)计算各死亡专率时,分母必须是与分子相应的人口数。例如,计算某地40岁以上女性宫颈癌死亡专率,分母应该是该地40岁以上的女性人口数。

(2)疾病死亡专率是一项重要指标,对于脑出血、心肌梗死等病死率高的疾病,可用该病死亡专率来反映发病水平。但是对于普通感冒、关节炎等不致命的疾病,以及病死率低的疾病如糖尿病、病毒性肝炎等,不适合用死亡专率分析。

(3)对不同地区、年份、性别、职业等人群某病死亡专率进行比较,与用发病率比较一样,必须进行年龄、性别等的标化,以比较某病标准化死亡率。

8.病死率 表示一定期间内,患某病的病人中,因该病而死亡的频率。

$$某病病死率 = \frac{一定期间内因某病死亡人数}{同期确诊的某病病例数} \times K$$

式中:$K = 100\%$。

病死率常用于说明某病对人的生命威胁程度和医院的医疗水平。通常多用于急性传染病,较少用于慢性病。在比较不同医院某病病死率时,应注意病情的严重程度及医疗设备条件等因素的影响。

9.生存率　又称存活率,是指患某种病的人(或接受某种治疗的某病病人)经 n 年的随访,存活的病例数所占的比例。

$$n\text{年存活率} = \frac{\text{随访满 } n \text{ 年某病存活病例数}}{\text{随访满 } n \text{ 年的该病病例数}} \times 100\%$$

生存率反映了疾病对生命的危害程度,用于评价某些病程较长疾病的远期疗效。在某些慢性病、肿瘤、心血管疾病、结核病等的研究中常常用到。应用该指标时,应确定随访开始日期和截止日期。开始日期一般为确诊日期、出院日期或手术日期,截止日期可以是 3 年、5 年、10 年,即 3 年、5 年或 10 年生存率。

第二节　疾病流行的强度

疾病流行的强度是指某病在某地区某人群中一定时期内的发病数量多少,以及各病例之间的联系程度。描述疾病流行强度的术语有暴发、散发、流行等。

一、暴　发

在一个集体或固定人群中,短时间内某病发病数突然增多,称为暴发。这些病例多有相同的传染源或传播途径,这里所说的短时间主要是指在该病的最长潜伏期内。例如食堂食物中毒、托幼机构的麻疹、流行性脑脊髓膜炎等疾病的暴发。

二、散　发

散发是指某病在某地区人群中呈历年的一般发病率水平,各病例间在发病时间和地点方面无明显联系,表现为散在发生。一般与同一个地区该病前三年的发病率水平作比较。散发用于描述较大范围(例如县以上)人群的某病流行强度,而不用于人口较少的居民区或单位,因为其发病率受偶然因素影响较大,年度发病率很不稳定。

疾病分布出现散发的原因有:由于该病在当地常年流行或由于预防接种而使人群维持一定的免疫力,因此出现散发。以隐性感染为主的疾病常出现散发,如脊髓灰质炎。有些传播机制不容易实现的传染病也可出现散发,如斑疹伤寒。某些潜伏期长的传染病,也易出现散发。

三、流　行

流行是指某病在某地、某时的发病率显著超过同一病种历年散发发病率水平。流行与散发是相对的概念,是对同一个地区不同时间的同一个病种比较的结果。

流行的判断应根据不同病种、不同时期、不同历史情况进行。有时疾病迅速蔓延,其发病率水平超过该地一定历史条件下的流行水平,且涉及地域广,在短期内越过省界、国界、洲界,就形成世界性大流行。如流感、霍乱都曾引起过世界性大流行。当前艾滋病的流行也是呈世界性的。

第三节　描述疾病的分布形式

一、疾病的地区分布

疾病的发生往往受地区的自然环境和社会条件的影响,因此研究疾病的地区分布常可对疾病的病因、流行因素等提供线索,以便制订防制对策。

1.疾病在国家间的分布　有些疾病遍布全世界,但其分布并不均衡。例如,1969—1973年的资料显示,乳腺癌在北美洲、北欧、西欧发病最多,东欧次之,亚洲和非洲各国较少(表10-1)。这种分布的原因是许多因素造成的,其中环境因素中膳食组成可能是主要的。有调查证明,凡每人每年平均摄入脂肪量多的国家则此病多,反之则少(图10-1)。

表 10-1　世界若干国家与地区女性乳腺癌年龄调整发病率(1/10 万)

(1969—1973 年)

阿拉美达(白人)	76.1
夏威夷(夏威夷人)	66.2
撒咯其万(加拿大)	62.8
以色列	60.8
萨尔区(德国)	50.6
爱沙尔(苏格兰)	50.1
挪威	49.6
丹麦	49.1
新墨西哥(美国)	32.4
萨拉哥撒(西班牙)	30.6
古巴	28.0
波多黎各(海地)	25.4
孟买	20.1
克拉科	19.6
布拉瓦约(南非黑人)	13.8
大阪	12.1

2.疾病在国家内的分布　疾病在一个国家内的分布也有差异。我国疆域辽阔,人口众多,地处温带和亚热带气候区,地势高低起伏,河流纵横交错,人民生活习俗和卫生文化水平差异明显,因而疾病的分布也有差异。例如,血吸虫病在我国长江以南曾广泛流行,长江以北则未见此病,这是因为北方干燥、寒冷、缺乏钉螺孳生繁殖条件所致。高血压患病率均是北方高于南方,这种南北差异的主要因素可能为北方居住人口盐的摄入量、超重和肥胖的百分比均高于南方。

3.疾病的城乡分布　许多疾病在地区分布上表现出明显的城乡差别。城市交通方便,人口稠密,居住拥挤,因此呼吸道传染病如流行性感冒等经常有散发和流行。在偏僻农村交

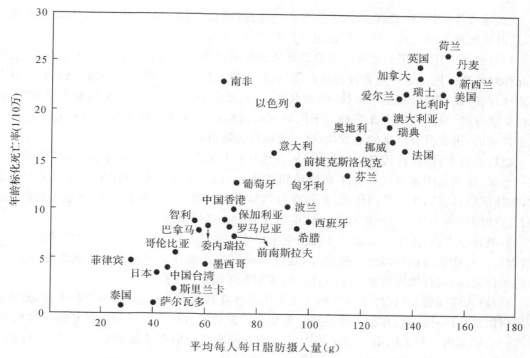

图 10-1　部分国家和地区乳腺癌死亡率与脂肪摄入量相关图

通不便,人口稀少,居住分散,呼吸道传染病往往不易发生流行,但一旦有病人或携带者传入,也可以引起大规模流行。有些传染力强的传染病,如新变异株的流行性感冒的亚型出现,则无论农村和城市都可迅速传播,酿成流行。

4.疾病的局部地区分布　有些疾病在局部地区可呈局部或散在分布,其原因是由于流行环节的特点及环境条件不同造成的,起主要作用的是传播途径。

5.常用的描述疾病地区分布方法

(1)疾病地区分布的划分:在世界范围内可按国家、区域、洲、半球为单位;在一个国家内可按行政区域划分,如我国可按省(自治区、直辖市)、县、乡为单位。这样可以比较容易获得完整的人口数字和发病与死亡资料。但是疾病的分布受自然因素影响,若以行政区域为单位来描述疾病的分布,虽有方便之处,但由于在同一行政区域内自然环境常常不尽相同,则很可能掩盖了自然环境作用。如按自然环境划分,可依山区、平原、湖泊、河流、森林和草原为单位,可以显示自然条件的影响。不过有时人群聚集状态、城市、乡村、商业区与工业区等均影响着疾病的分布。因此,按何种方法划分地区来描述疾病分布,可根据研究目的和病种不同来确定。

(2)率的比较:在研究疾病的地区分布时,可按不同地区计算其发病率、死亡率、患病率等。如果进行地区间比较,需要进行率的标准化。比较时需注意所比较的地区之间的条件(如医疗水平、疾病报告登记制度的完善程度、诊断标准)应一致。

(3)地区分布图的绘制:描述疾病的地区分布时,可根据具体情况作出标点地图或疾病地区分布图、疾病传播蔓延图。

6.描述疾病地区分布的术语

（1）地方性：当一种疾病经常存在于某一地区，或仅在某一人群中发生，不需自外地输入，这种状况称为地方性。疾病存在地方性有三种情况：

1）自然地方性：由于某些地区受自然环境的影响而使一些疾病只在这些地区存在，这种情况称自然地方性。这种地方性包括两类情况：一类是传播媒介受自然环境的影响，只在某些地区存在，使该病分布呈地方性，例如血吸虫病、丝虫病等；还有一类疾病如大骨节病、地方性甲状腺肿、地方性氟中毒等是由于该地区的自然地理环境中缺乏或过多存在一些微量元素造成的，因此具有严格的地方性，这些疾病称为地方病。

2）自然疫源性：某些传染病如鼠疫、地方性斑疹伤寒、恙虫病、森林脑炎等，经常存在于某一地区，这是由于该地区存在本病的动物传染源、传染媒介及病原体生存传播的自然条件，致使病原体在野生动物间传播，而能在自然界生存繁殖。当人类进入这种地区时能受感染。这种疾病称为自然疫源性疾病。这类地区称为自然疫源地。

3）统计地方性：由于一些地区文化及卫生设施水平低，或存在特殊条件或特殊的风俗习惯，而使一些疾病在这些地区长期存在，这些疾病只是在统计上经常高于其他地方，与当地自然条件无关，这种情况称统计地方性。例如细菌性痢疾、伤寒。

（2）输入性疾病：又称外来性疾病。凡本国不存在某病或曾经有过，现已经消灭，现有的该病病例是从国外传入，称输入性疾病。例如我国发现的首例艾滋病病例就是输入性病例。如在一个国家内某种疾病由一地区传入另一没有该病或已消灭了该病的地区，则不称为输入性，而称为带入性。

7.判断地方性疾病的依据

（1）该病在当地居住的各人群组中发病率均高，并一般随年龄增长而上升。

（2）在其他地区居住的相似人群组，该病的发病率均低，甚至不发病。

（3）外来的健康人，到达当地一定时间后发病，其发病率和当地居民相似。

（4）迁出该地区的居民，该病的发病率下降，患者症状减轻或呈自愈趋向。

（5）当地对该病易感的动物可能发生类似的疾病。

二、疾病的人群分布

在不同性别、年龄、职业、种族、社会经济地位、婚姻状况、特殊风俗习惯、家庭情况和行为特征的人群中，其疾病的发病率常有显著差别。研究疾病的人群分布，是指对不同年龄、性别、职业、种族、民族、婚姻状况、宗教信仰、行为等进行分组，分别计算其发病率、患病率和死亡率等并进行比较，通过比较了解影响疾病分布的因素、探索病因和为防制工作提供依据。

1.年龄　　年龄是人群分布中最重要的因素。疾病的发生与年龄的关系比与其他特征的关系更为密切。由于不同年龄人群有不同的免疫水平、不同的生活和行为方式，其对危险因子的暴露机会亦不同，因此，几乎所有疾病的发病和死亡都与年龄有关。

（1）疾病年龄分布大体上有以下几种：

1）儿童高发：一些容易传播，具有巩固的病后免疫传染病，由于成人多在幼年已受感染而产生免疫，大多在儿童中发病率高，如麻疹、百日咳、猩红热、水痘等最高发病率在学龄前儿童，而腮腺炎和白喉则在学龄儿童多见，以后随年龄增长，这些疾病发病率下降。具有大量隐性感染的传染病，在儿童中发病率高，成人多已获得免疫，在成年人中少见，如甲型病毒性肝炎、脊髓灰质炎等。有些癌症好发于低年龄组,如白血病死亡率以幼儿为高,骨癌以青少年为高发。

2)青壮年高发:青壮年期消化系统疾病多发,易患心肌炎。青年期的情绪易受外界影响,有遗传因素的精神分裂症易发病。与免疫有关的风湿性关节炎、系统性红斑狼疮及胶原病等多发于40岁前后。预防接种可引起疾病年龄分布的变化,如接种麻疹疫苗以后,麻疹的发病年龄转移到大年龄组的人群。

3)老年高发:恶性肿瘤、缺血性心脏病、脑血管病、白内障等疾病危险性随年龄增长而增加,其原因为致病因素需长时间积累,长期作用于机体的结果。

4)其他:某些疾病年龄发病率出现双峰现象。如支气管炎、肺炎等既多发于儿童期,又高发于老年期。病后无持久免疫力的传染病,各年龄组发病率无显著差别,如流行性感冒。当一个地区很久没有流行某种传染病,一旦传入该病,则成人和儿童均可患病,不表现年龄发病率差别。

(2)分析年龄分布的方法

1)横断面分析:这种方法常用于分析潜伏期较短的急性疾病的年龄分布,即描述不同年龄组的某病发病率或死亡率。但对于慢性病,因其暴露时间可能很长,而且致病因子强度在不同时间内可能不同,因此用横断面分析法不能正确显示致病因子与年龄的关系。

2)出生队列分析:出生队列分析即分析同一时间出生在不同年龄段时的疾病发生情况以及分析不同年代出生者不同年龄的疾病发生情况,从而分析致病因素与年龄的关系。这常用于分析慢性病的年龄分布。

图10-2是1914—1950年某地男性肺癌年龄死亡专率的横断面分析。图中4条实线为各年份肺癌死亡专率曲线,图中ABCD虚线是1880年出生队列肺癌死亡专率曲线,A、B、C、D点分别代表1880年出生的人在34岁(1914年)、51岁(1931年)、60岁(1940年)、69岁(1949年)时的肺癌死亡率。从图中可以看出肺癌年龄死亡率在30岁以后逐渐上升,到60~70岁时为高峰,然后又下降,这未能反映真实情况。这种方法只能分析同一时间内各年龄组的疾病发生情况。

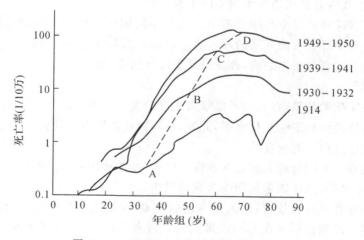

图 10-2　1914—1950年男性肺癌死亡专率

图 10-3 为 1850—1890 年间出生的美国男性不同出生队列肺癌死亡曲线,可以看出不同年代出生人群的死亡率随年龄增加而随之上升,无下降趋势。出生年代越晚的队列,死于肺癌的开始年龄越小,肺癌死亡率上升速度愈快,表明这些出生者暴露于致病因素的时间可能更早,暴露量可能更大。所以,出生队列分析更能显示致病因素与年龄的关系,并避免了横断面分析中高年龄组死亡率呈下降趋势的假象。

2. 性别　描述疾病的性别分布,一般是比较男女的发病率、患病率或死亡率,有时也可以用性别比来表示。

有些传染病男女发病率不同,主要是暴露机会不同所致。

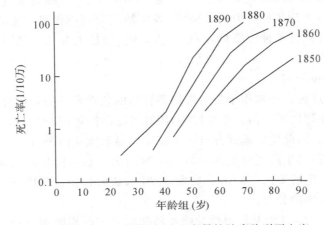

图 10-3　1850—1890 年间出生者男性肺癌队列死亡率

非传染病患病率亦有性别差异,癌症死亡率除乳腺癌、宫颈癌外,其他男女均可患的癌症一般是男多于女。其中明显高的有膀胱癌、胃癌、肺癌、肝癌、食管癌等。有的疾病在不同地区或人群的性别差异不一致。如在地方性甲状腺肿病区,一般男女发病之比为 1∶2～4,但在严重病区男女发病率无明显差异。

造成疾病性别差异的原因是多方面的,主要包括:①暴露或接触致病因子的机会不同;②解剖、生理特点及内分泌代谢等生物学因素有差异。

3. 职业　许多疾病的发生与职业有关。比较不同职业人群发病率的差别,是从与发病率有关的职业因素中寻找可能病因的好方法。如煤矿工人易患矽肺,炼焦工人易患肺癌,体力劳动少的脑力劳动者易患冠心病,理发员易患静脉曲张,牧民、屠宰工人、皮毛厂工人易患布鲁菌病和炭疽等。

研究职业与疾病的关系,首先应考虑暴露机会的多少与劳动条件,其次应考虑职业劳动者所处的社会经济地位和卫生文化水平,此外,不同职业的体力劳动强度和精神紧张程度等都能在疾病的发生过程中有所反映。

4. 种族和民族　不同种族人群包含着许多因素,如遗传因素、地理环境、宗教信仰、风俗习惯、卫生文化水平等,这些因素均影响疾病的发生。

马来西亚居住有三种民族,马来人患淋巴瘤较多,印度人患口腔癌多,而中国人以患鼻咽癌和肝癌居多。原发性肝癌在非洲以斑图族人最多见,而非洲其他地区有些民族并不高发。美国黑人和白人的发病率和死亡率有很显著的区别,黑人多死于高血压性心脏病、脑血管意外、结核、梅毒、犯罪和意外事故,而白人的死亡率比较高的是血管硬化性心脏病、自杀和白血病。另外,宫颈癌在黑人中显著多发,乳腺癌在白人中特别多。

中国人,尤其是广东人的鼻咽癌发病率明显高于其他民族。由表10-2可见中国人在不同地区鼻咽癌发病率均高于其他民族,表明有明显的民族倾向性。

表 10-2　部分国家和地区鼻咽癌发病率(1/10 万)(按世界人口构成调整)

国家或地区	年代	男	女
美国:加利福尼亚	1969—1973		
中国人		19.1	6.4
白人		0.7	0.3
黑人		1.1	0.3
夏威夷	1968—1972		
夏威夷人		4.4	1.6
中国人		10.3	5.1
哥萨逊人		1.0	0.9
新加坡	1968—1972		
中国人		18.7	7.1
马来人		4.8	0.6
印度人		0.9	0.0

总之,民族和种族对疾病的影响主要来自两个方面,一方面是由于生活习惯和经济条件,另一方面为遗传因素。

5.社会阶层　疾病的分布与社会阶层有关。社会阶层是与工薪收入、职业、文化教育程度、生活状况相关的一个术语。疾病发生与社会因素有关,而社会阶层最能体现各种社会因素的综合。例如,脑栓塞较多发生在富裕的上层社会的人群中;经济文化层次较高地区人群脑卒中的死亡率高于工人居住地区,重体力劳动者、夜间工作者中脑卒中发病率较高;老年残疾在低文化程度的人群中发生率较高。英国一份资料说明不同阶层死亡率差别(表10-3)。

由于各阶层人群疾病分布不同,其对策当然也应有所区别。

表 10-3　1970—1972 年英格兰和威尔士地区 15～64 岁男性死亡率

社会阶层	年龄调整死亡率(1/10 万)	SMR
专业人员	462	77
中等专业人员	486	81
非体力技术人员	591	99
体力技术人员	633	106
半技术人员	681	114
非技术人员	832	137

6.行为　许多不良行为与人类的疾病有关,一些疾病在不良行为人群中的发病率或死

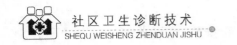
亡率均高。据世界卫生组织报告,慢性非传染性疾病的发生与发展,60%~70%是由社会因素和不健康的生活方式与不良行为习惯造成的。最常见的不良行为有吸烟、酗酒、吸毒、不正当性行为、静坐生活方式等。

吸烟是一个严重的社会公害,也是典型的不良行为。吸烟是缺血性脑卒中的危险因素,每天吸烟量大于 20 支的男性,脑梗死的相对危险度为 3,在 55~64 岁和 65~74 岁年龄组吸烟者脑梗死发病率为同年龄非吸烟组的 1.6 倍和 1.8 倍。吸烟导致冠心病的危险性与吸烟量成正比,吸烟不但影响冠心病的发生,还对心肌梗死的预后有影响。

饮酒也是一种不良行为。长期过量饮酒危害很大,饮酒为肝硬化、食管癌、咽癌、胃癌、肝炎、高血压等的危险因素。每日饮白酒 50 克以上者,发生出血性脑卒中的危险性是不饮酒者的 6.8 倍。饮酒还与吸烟及其他致癌因素起协同作用。

吸毒、不正当性行为等对人类健康的危害愈来愈明显。艾滋病的广泛传播即为明证。

静态生活方式:这种生活方式,由于体育活动太少,是冠心病和脑血管意外的重要危险因素;也最容易使机体的功能减弱,从而易发生各种疾病,如高血压、糖尿病、颈椎病、骨关节病等。

超重:随着人们饮食条件的改善,超重者日渐增多,成为一大致病原因。超重人群,糖尿病、高血压、心脑血管病、脂肪肝、乳腺癌等病的发病率高于一般人群。

三、疾病的时间分布

无论传染病还是非传染病发生的频率均随着时间的推移而不断变化。研究疾病的群体现象时,必须结合时间进行分析,离开时间前提,就无法判断流行病学各种指标的现实意义。疾病的时间分布变化形式有暴发、季节性、周期性、长期变异等。

1. 短期波动　也称暴发。常见的暴发有食物中毒、伤寒、痢疾,还有化学毒物中毒等。暴发常因许多人短期内接触同一致病因子而引起。由于潜伏期不同,发病有先有后。先发病者为短潜伏期患者,后发病者为长潜伏期患者,大多数病例发生日期往往在最短和最长潜伏期之间,即常见潜伏期。发病高峰与该病的常见潜伏期基本一致。因此可从发病高峰推算暴露日期,从而找出引起暴发的原因。

如:食物中毒暴发常在数小时或数十小时内发生,多因共同食入某种食物所致。病人突然增加,很快达到高峰,而后下降。病人常集中发生在同一潜伏期内,流行曲线呈单峰型(图10-4)。

短期波动的含义与暴发相同,只是暴发用于小范围人群,短期波动用于较大范围人群。如 1952 年 12 月上旬英国伦敦因为大雾天气和烟尘、SO_2 浓度过高,小范围看不出异常,但整个伦敦市范围就能看出因支气管炎而死亡的人数较前一周增加 9 倍多。

2. 季节性　疾病在一定季节内发病升高,称为季节性。

传染病季节性尤为明显,如流行性乙型脑炎在我国北方 8、9、10 三个月为发病高峰季节,在此前后很少发生;而南方稍早(如图10-5)。其主要原因与乙型脑炎病毒在媒介昆虫体内繁殖特性及蚊虫孳生条件有关,也与传染源猪的病毒血症时间密切相关。

但有些传染病,如乙型病毒性肝炎、结核、麻风、梅毒等发病则无季节性,可能与这些疾病的传播方式有关。

非传染性疾病亦有季节性,如营养缺乏病中的糙皮病常春季高发;花粉热多发生在春夏

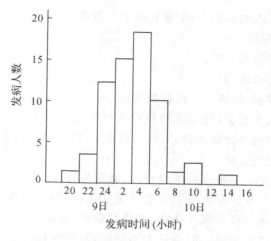

图 10-4　某单位食物中毒的时间分布

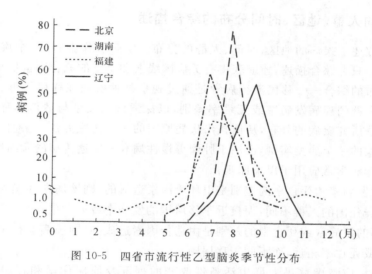

图 10-5　四省市流行性乙型脑炎季节性分布

之交;脑出血多发生于冬季等。掌握疾病的季节性,有助于探讨其流行因素,进而采取有效的预防措施。

3.周期性　疾病经一定的年限发生一次流行,并具有规律性,称为疾病的周期性。在无有效疫苗应用之前,多数呼吸道传染病都具有周期性。如麻疹在城市表现为两年一次流行高峰,流行性脑脊髓膜炎约 7~9 年流行一次,百日咳约 3~4 年流行一次,甲型流感 2~3 年小流行一次,乙型流行性感冒 4~6 年流行一次。当认识到疾病周期性流行的原因后,采取有效措施,将易感人群变为免疫人群时,就能改变或消灭周期性,例如麻疹疫苗广泛使用后,我国麻疹发病率显著降低,周期性已不存在。

在自然条件下,大中城市的呼吸道传染病流行并不是在所有易感人群全部感染后才告终止,而是当一定比例的易感人群被感染并获得免疫后,疾病流行趋势即行减弱,此时发病水平较低。间隔一定年限,当易感人群积累到一定比例后,再次导致疾病的流行。影响两次间隔年限长短的因素很多,其中主要的是上次流行后易感者在该人群中所占的比例以及新

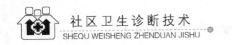
易感者(包括新生儿和迁入的易感者)的累积速度和数量。

疾病呈现周期性的原因有:

(1)该病的传播机制容易实现;

(2)病后可形成较为稳固的免疫;

(3)由于新生儿的累积,使易感者的数量增加;

(4)病原体的抗原发生变异,使原来的免疫人群失去免疫力。如流感病毒易于变异,当出现新亚型时,相当于出现一种新病种,人们对新亚型缺乏免疫力,常引起世界大流行。

(5)无有效的自动免疫方法。

4.长期变动　是指在一个相当长的时间内,通常为几年、几十年或更长的时间,疾病的临床表现、发病率、死亡率及病原体型别发生显著变化,称为长期变动。如近年来传染性疾病的种类发生了很大变化。我国既往伤寒、细菌性痢疾、霍乱、炭疽、白喉、布鲁菌病、麻疹、脑膜炎等经常发生流行或大流行。但经过大力防制,这些疾病的发病率明显下降。我国心血管病、恶性肿瘤、糖尿病等慢性病的死亡率呈上升趋势。

四、疾病的人群、地区、时间分布的综合描述

以上分别叙述了疾病的地区、时间、人群的分布。实际工作中,对一个疾病的描述往往是综合进行的。只有综合描述,才能获得有关病因线索和丰富的流行因素信息。

"三间"分布的综合——移民流行病学是通过观察某种疾病在移民人群、移居国当地人群及原居住国人群的疾病发病率或死亡率差别,以探索该病发生与遗传和环境的关系。它是利用移民人群研究疾病的分布,从而找出疾病原因的一种研究方法,是地区、人群、时间分布综合描述疾病的一个典型实例,已用于肿瘤等慢性病和一些遗传病的病因研究中。

1.移民流行病学常应用于以下原则:

(1)若某病发病率和死亡率的差别是由环境因素造成的,则该病在移民人群中的发病率或死亡率与原居住国的人群不同,而接近于移居国的发病率或死亡率。

(2)若某病的发病率或死亡率的差别是由遗传因素造成的,则该病在移民与原居住国人群中的发病率或死亡率相近,而不同于移居国。

具体应用时,应考虑移民人群生活条件改变的程度及原居住国和移居国的医疗卫生水平。

近百年来日本人移居美国者甚多。两国人民生活习惯、地理环境不同,因此研究日本移民的流行病学资料较多(表10-4)。

日本为胃癌高发区,而美国则是低发区,如以日本人胃癌死亡率为100,则非美国出生的日本移民为55,在美国出生的日本移民为48,而美国白人为18。日本移民胃癌死亡率高于美国白人,而低于原居住国日本人,说明环境因素对胃癌的发生关系较大。同样,日本移民宫颈癌和脑血管疾病的死亡率低于日本本国人甚多,而与美国白人较接近。日本人高发必有与之联系的环境因素。移民一旦脱离日本环境,则宫颈癌和脑血管病的死亡率下降,说明环境因素的作用。

表 10-4　日本居民、在美国的日本移民、美国白人一些死因标化死亡比

（1959—1962 年）

死　因	日本居民	日本移民		美国白人
		非美国出生	美国出生	
食管癌（男）	100	132	51	47
胃癌（男）	100	72	38	17
胃癌（女）	100	55	48	18
肠癌（男）	100	374	288	489
肠癌（女）	100	218	209	483
乳腺癌（女）	100	166	136	591
宫颈癌（女）	100	52	33	48
脑血管疾病（男）	100	32	24	37
脑血管疾病（女）	100	40	43	48
动脉硬化心脏病（男）	100	226	165	481
动脉硬化心脏病（女）	100	196	38	348

第十一章　描述性研究

描述性研究属于流行病学观察性研究方法中的一种类型，是流行病学研究工作的基础，是最为常用的一种调查研究方法。

描述性研究是通过调查收集资料或利用已有的资料，运用统计学技术将疾病或健康状态在人群、地区、时间上的分布情况进行定量、客观、真实地描述。描述性研究通常可用来探讨病因并提供病因线索，它一般不事先设立对照组，所收集的资料也相对粗糙，因此不能得出因果关系的结论。在社区卫生服务工作中，通过社区卫生调查、社区诊断，将社区的主要健康问题展现出来，为政府和卫生主管部门的决策提供依据。

描述性研究通常可以分为现况调查、筛检、个例调查、暴发调查、生态学研究等。

第一节　现况调查

现况调查又称现患调查或横断面调查，是在一个确定的人群中，在某一时点或短时期内进行疾病或健康状态，以及相关因素的断面调查，即同时评价暴露与疾病或健康状态的状况，揭示疾病或健康状态的分布规律及特点、影响因素及潜在病因。

一、现况调查的局限性

1.现况调查是一种特定时间内的断面调查，因此一次现况调查持续的时间应尽可能短，如几天、一周或一个月，如若调查规模大，调查面广，其调查时间可延长至2～3个月，但要求在调查时间内所研究的疾病或因素应较为稳定，否则结果的真实性和可靠性很难被信服。

2.由于是在同一时点估价暴露和疾病状况，往往不能区分暴露因素与疾病发生的时间顺序关系，即难以判断孰前孰后、孰因孰果，因此现况调查只是强调在特定时点上两者的联系，只能提出病因的假设。

3.横断面研究的病人是现患病人，而不是新发病例，因此获得的资料不仅反映了病因学的因素，同时还有决定存活的因素，很快痊愈或死亡的病例包括在病例组的机会较少。如果病程短或很快死亡的病例与病程长的病例的特征有所不同，则现况调查中观察到的联系不能代表实际的联系。

4.许多慢性病都有相对恶化和缓解期，现况研究可能把缓解期的病例错划为无病。此外，必须注意经过治疗或正在治疗的病例。这些病例在调查时可能没有疾病的表现，但是如果不治疗，则大部分可能归为病人。应当根据研究的目的对这部分人进行分类。

5.现况调查不能完全发现病程短的疾病，对于急性非致死性或迅速致死的疾病都很难正确描述分布情况，因为在调查时一些人可能已经痊愈，而另一些人可能还没发病。所以现况调查主要用于慢性病的研究。评价那些不会发生改变的暴露因素与疾病的联系,横断面研究并不亚于分析性研究。

二、现况调查的目的和用途

1.描述疾病或健康状态的分布 查明当前某地区某种疾病的流行强度和该病在该地区的分布特点,以便分析患病频率与哪些环境因素、人群特征、防病措施的质量等因素的关系。在社区卫生服务工作中,对社区健康问题的调查和社区诊断,可作为政府和卫生主管部门决策的依据。

2.研究某些与疾病或健康状态有关的因素,以提供某病的病因线索 如通过对冠心病及危险因素的调查,探索高血压、高血脂、肥胖、吸烟及职业等危险因素与冠心病的联系。

3.用于疾病的监测工作 在疾病控制中,常用现况调查方法对某些重要疾病的发生和分布作全面系统的观察,以了解其分布规律和长期变动趋势。

4.早期发现病人,以利于早期治疗 利用普查、筛检等手段,可以早期发现病人,利于早期治疗。

5.评价疾病防制措施的效果 对某人群采取干预措施后,如果定期地重复对其进行现况调查,收集有关暴露与疾病的资料,通过对患病率差别的比较,则可评价某些疾病防制措施的效果。

三、调查设计要点

在进行任何一项流行病学调查研究工作之前,均要制订一个科学、合理、全面和切实可行的研究设计。现以现况调查为例,介绍调查研究设计的主要内容。

1.明确调查目的 进行一项研究要明确该研究是考核预防、治疗措施的效果,还是探索病因或危险因素;描述疾病的分布为社区诊断提供基线资料,为卫生保健工作决策提供参考,还是确定高危人群,等等。

2.掌握有关的背景资料 任何一项科学研究都有实用性、创新性、科学性和先进性的问题。只有充分地掌握背景资料,了解该问题现有的知识水平,国内、外进展情况,才能加以阐明。获得背景资料有三种途径:①自己经验的总结;②向有关专家请教;③查阅文献资料。这项工作不仅是制订计划时的工作,而且应当贯穿于研究的全过程,是一个十分重要的环节。

3.研究方法 明确研究目的后,就要选择适合的研究方法。总原则是研究目的决定研究方法。如研究目的是为了了解高血压的患病率,就应该选择现况调查研究方法;如若目的是检验某病的病因因素,就应该考虑选择分析性流行病学研究中的病例对照研究方法或队列研究方法。

4.确定研究对象 当研究的总体和范围确定之后,在确定的地理区域内的人口、家庭或其他单位抽取样本。研究对象的选择应注意到它的代表性和足够的数量。因为通常所选择的研究人群只是该总体人群中的一小部分,而研究的结果应该能推论到所代表的目标人群,如若选择的样本人群不具有代表性或数量不够,则无法进行推论。

5.暴露因素的测量 暴露因素必须有明确的定义和测量尺度。应尽量采用定量或半定量尺度和客观的指标。用记录、实验室检查、体检和其他手段来测量暴露。

6.疾病发生的测量 必须制定严格的诊断标准,标准要利于不同地区的比较。调查表、体检或一些特殊检查常联合应用以获得疾病资料。在人群中进行现况调查时,应尽量采用简单、易行、灵敏度高的方法检出疾病。

7.资料的收集 流行病学研究的资料可以从调查、日常工作记录、登记、各种报告、统计报表获得。现况调查的资料主要是运用调查表,通过当面询问调查、信访等方式获得。

(1)调查表的编制:调查表又称问卷,是流行病学调查的主要工具。调查表设计的好坏,对调查结果有着举足轻重的影响。调查表没有固定的格式,内容的繁简、提问和回答的方式应服从于调查的目的,并适应于整理和分析资料的要求。现在普遍采用的格式是把拟收集的数据项目用恰当的措词构成一系列的问题。

调查表是收集资料的重要工具,编制一份好的调查表,往往需要反复推敲、修改,经试用后才可正式使用,这就要求编制者具备良好的职业素质和丰富的实践经验。调查项目(调查内容)要求:①措词要准确、简练、通俗易懂、易于回答,尽可能不用专业术语。②与本次调查有关的项目一项也不能少,而与本次调查无关的项目一项也不要。③按逻辑顺序和心理反应排列问题,先易后难,先一般后隐私。④给出的答案要全面,不能有遗漏。⑤尽量获取客观和定量的指标。

1)调查表的基本格式:包括调查表名称、编号;一般项目(个人识别项目),如姓名、性别、年龄、民族、职业等;调查项目(变量),这部分是调查表的核心内容;责任部分,即调查员签字和调查日期。

2)调查表的类型:有一览表和个例调查表两种主要类型,一览表可填写多个调查对象,适用于调查项目较少的调查;个例调查表为一人一表,适用于项目较多的调查。

3)调查项目编写类型:有开放式、封闭式和混合式三种。①开放式:对应答者来说未加任何限定,如对年龄、出生年月等一些不能明确限定答案尺度的问题(见表11-1中1项内容),调查对象易于接受,但不便于整理、归纳和编码。②封闭式:对应答者来说只能回答"是"或"否",其优点是简明、紧扣主题,便于整理、归纳和编码,但不能定量分析(见表11-1中29、30项内容)。③混合式:是结合上述两种类型,即给出所有答案,让应答者在答案范围内选择,这种格式在实际工作中应用很广。用计算机处理资料的调查表,在每一项目后均留有供编码用的方框(见表11-1中3、4等项内容)。

(2)调查员的培训:通过培训,使调查员了解调查方法和要求,熟悉调查表内容,并经模拟调查、考核合格后方可参加正式的调查工作。选择调查员的最基本要求是实事求是的科学工作态度和高度的责任心。调查员要有一定的文化水平,但是并非医学水平越高的人越适于做调查工作。相反,有医学知识的人易于掺入自己的假设和看法,调查时易于诱导性地提问而产生信息偏倚。

(3)调查的质量控制:质量控制应贯穿于整个调查过程。首先应使调查方法统一且标准化;调查员的询问方法、资料的收集方法应规范;试验检查方法、诊断标准应统一。在正式调查实施前,应进行预调查,及时发现在暴露资料收集、调查表内容、现场调查管理及后勤各个环节中出现的问题,并及时调整。在正式调查过程中应经常进行现场监督及检查,在调查早期应对调查员填写的表格进行检查,发现问题及时通报、改进;中期应进行定期或不定期的抽样检查、复查,评价调查表填写的正确程度,注意调查的应答率,正确估计其影响。调查工作应在统一组织领导下进行,及时复核、验收,以确保调查质量。

表 11-1 居民艾滋病认知情况调查表(部分内容摘录)

编号□□□□□□

姓名_____ 工作单位_____ 电话_____

家庭住址:_____区_____街(乡、镇)

_____居委会(村)_____号(幢 - 室号、组)

1.出生年月:_____年____月	□□□□ □□
2.性别:1=男　　2=女	□
3.民族:1=汉　2=回　3=满　4=畲　5=其他	□
4.文化程度:1=文盲　2=小学　3=初中　4=高中(技校)　5=中专　6=大专及以上	□
5.婚姻:1=未婚　2=已婚　3=离婚　4=丧偶	□
……	
29.艾滋病无症状感染者是否有传染性:　1=是　　2=否	□
30.蚊虫叮咬是否可感染艾滋病:　1=是　　2=否	□
……	
43.艾滋病相关知识来源主要渠道:(可选其中两项) 1=广播　2=电视　3=报纸　4=杂志　5=相关书籍　6=网络　7=其他	□ □
44.如身边有艾滋病人,你的态度: 1=远离、鄙视　2=会有隔阂　3=平和对待　4=怜悯、帮助	□

8.资料整理与分析　现在大量使用计算机处理资料,首先要审核资料,资料数据录入,建立数据库,再选用适宜软件对数据进行处理分析。

(1)资料审核:在调查过程中难免会出现疏漏。因此,在统计整理分析前,或在编码录入之前,必须对数据进行审核。

1)原始资料数据的审核:应有专人对原始调查表格审核,首先进行项目审核,如对调查表填写是否齐全、指标的单位标准是否一致等进行审核,发现问题应及时设法填补或纠正。其次进行数据审核,审核项目计量单位是否正确等;最后是逻辑审核,审核数据或指标的内在联系是否合理,不能出现矛盾。

2)录入审核:在计算机录入时,应首选专业人员双轨录入数据,并核对正确无误。对录入的数据可编制审核程序进行审核,看有无逻辑错误,使录入数据完整、正确,供分析使用。

(2)数据的分析:根据研究目的以及数据性质进行统计分析,若统计方法选择不当,可造成数据无法处理,或导致错误的结论。

9.误差及其控制　流行病学调查研究中,会出现抽样(随机)误差和系统误差。随机误差可通过样本大小和抽样调查设计来适当控制,系统误差则会产生偏倚,偏倚常可导致研究结果被歪曲,需加以预防和控制。

10.研究的条件和进度　调查研究设计中,对研究的时间进度、研究人员及协作单位、研究现场、研究相关条件及设备,以及研究经费等,均应加以说明,以保证调查研究有计划地进行。

四、现况调查的研究类型

现况调查可分为普查和抽样调查两种研究类型。

(一)普查

在特定时间、特定范围内对全体人员进行的调查称为普查。"特定时间"可以是某一时点,也可以是几天或1～2周,大规模的普查有时亦可以持续几个月,但属少见。"特定范围"指某个地区或具有某种特征的人群。

1.目的　①早期发现、诊断和治疗病人,如高血压的普查;②了解疾病和健康状况的分布,如冠心病患病率的调查;③了解健康水平,如对儿童营养状况的调查;④建立生理、生化指标的正常值,如血红蛋白正常值的调查。

2.优缺点

(1)优点:①能发现被调查人群的全部病例,使其得到及时治疗。②获得资料能全面描述疾病分布特征,有时可揭示一定规律,为病因分析提供线索。③能普及医学知识,使群众对某病及其防治知识有所了解。

(2)缺点:①普查不适用于患病率很低或无简单的、易于在现场实施的疾病诊断手段或诊断后无法治疗的疾病。②没有足够的人力、物力和财力支持时,不宜开展普查。③普查是现况调查,一般只能获得阳性率或现患率而得不到发病率资料。④普查涉及研究对象数量大,调查范围广,因此易造成漏查、诊断不准确、调查不细致。

(二)抽样调查

抽样调查是用客观的方法,从某一总体人群(即目标人群)中抽取一部分人(即样本人群)作为调查对象进行调查,并根据其结果去推论总体。

1.基本原则　①抽样必须随机化,使样本具有代表性,即抽到样本能代表总体。②样本必须足够大。

2.优缺点

(1)优点:①相对普查,抽样调查涉及的对象数量少,调查工作易做得细致,只要设计严格,注意质量控制,结果不亚于普查。②费用低、速度快,覆盖面大。

(2)缺点:①抽样调查不适用于患病率低的疾病,且不适用于个体变异过大的疾病。②设计、实施、资料分析等都比较复杂,重复和遗漏不易发现。

3.随机抽样方法　常用的有单纯随机抽样、系统抽样、分层抽样、整群抽样和多级抽样等5种方法。在现况调查中,后三种方法较常用。

(1)单纯随机抽样:这种方法的基本原则是每个抽样单元被抽中选入样本的机会是相等的。简便、易行的科学分组方法是利用随机数字表。抽签、抓阄的方法严格地说不能达到完全随机化,但因其简单、实用,小范围的抽样仍可使用。单纯随机抽样首先要有一份所有研究对象排列成序的编号名单,如身份证号、工作证号、学号等,再用随机的方法选出进入样本的号码,已经入选的号码一般不能再次列入,直至达到预定的样本含量为止。

单纯随机抽样的优点是简便易行。缺点是在总体数量很大时,编号、抽样工作量太大;随机抽出的个体分散,调查困难;以及抽样比例较小而样本含量较小时,所得样本代表性差。

(2)系统抽样:此法是按照一定顺序,机械地每隔一定数量的单位抽取一个单位进入样本。每次抽样的起点必须是随机的,这样系统抽样才是一种随机抽样的方法。

系统抽样得到的样本在整个总体内的分布比较均匀,因而代表性好。系统抽样必须事先对总体的结构有所了解才能恰当地应用,总体中的个体在排列上不能有周期性趋势。

(3)分层抽样:这是从分布不均匀的研究人群中抽取有代表性样本的方法。先按照某些人口学特征或某些标志(如年龄、性别、住址、职业、教育程度、民族等)将研究人群分为若干组(统计学上称为层),然后从每层抽取一个随机样本。分层抽样又分为两类:一类叫按比例分配分层随机抽样,即各层内抽样比例相同;另一类叫最优分配分层随机抽样,即各层抽样比例不同,内部变异小的层抽样比例小,内部变异大的层抽样比例大。

分层抽样要求层内变异越小越好,层间变异越大越好,可以提高每层样本的代表性,而且便于层间进行比较。

(4)整群抽样:抽样单位不是个体而是群体,如居民区、班级、连队、乡、村、县、工厂、学校等。然后用以上几种方法从相同类型的群体中随机抽样。抽到的样本包括若干个群体,对群体内所有个体均给以调查。群内个体数可以相等,也可以不等。

整群抽样的优点是在实际工作中易为群众所接受,抽样和调查均比较方便,还可节约人力、物力和时间,因而适于大规模调查。

整群抽样要求群内变异和总体变异同样大,群间的变异越小越好,否则抽样误差较大,样本代表性差。

(5)多级抽样:这是大型调查时常用的一种抽样方法。从总体中先抽取范围较大的单元,称为一级抽样单元(例如县、市),再从抽中的一级单元中抽取范围较小的二级单元(如区、街),这就是两级抽样。还可依次再抽取范围更小的单元,即为多级抽样。

多级抽样常与上述各种基本抽样方法结合使用。

4.样本含量的计算　样本含量过大,会造成调查研究工作中的人力、物力、财力和时间的浪费,且工作量大而影响调查质量。样本含量过小,又会造成抽样误差太大,所要调查的具有某特征的个体未包括在样本之内。所以,现况调查研究需要有适当的研究数量。

(1)样本大小的估计,不论是用公式计算方法还是查表方法,都应根据设计要求事先规定四个参数:①调查要求检验的显著性水平:第Ⅰ类错误的概率 α,精度要求愈高,概率 α 要求愈小,则样本需要量愈大,反之则小,通常将 α 定在 0.05 或 0.01 上即可;②把握度的大小:统计上把 $1-\beta$ 称为把握度,β 是第Ⅱ类错误的概率,把握度要求愈高,则样本需要量愈大,反之则小,通常将 β 定在 0.10 或 0.20 上即可;③人群中具有某一特征的比例:如某病阳性率的大小,阳性率愈大则需要的样本量愈小,反之则大;④研究单位之间变异的大小,变异大则要求样本量亦大,变异小则要求样本量亦小。

1)对均数做抽样调查时的样本含量公式:

$$n=(u_\alpha\sigma/\delta)^2 \tag{11-1}$$

式中:n 为样本含量,u_α 为正态分布中自左至右的累积概率为 $\sigma/2$ 时的 u 值(如 $u_{0.05}=1.960$,$u_{0.01}=2.576$),σ 是标准差,δ 是允许误差。也可用如下公式:

$$n=(t_\alpha S/\delta)^2 \tag{11-2}$$

式中:S 为样本标准差代替总体标准差 σ,以 t 分布中的 t_α 代替正态分布中的 u_α。当样本含量 $n<30$ 时,用后一个公式更合适。

2)对率作抽样调查时样本含量的计算公式为:

$$N=K\times\frac{Q}{P} \tag{11-3}$$

式中:N 为样本含量,P 为预期阳性率(患病率),$Q=1-P$,当容许误差为 0.10 时,$K=400$;当容许误差为 0.15 时,$K=178$;当容许误差为 0.20 时,$K=100$(表 11-2)。

表 11-2　按不同预期阳性率和容许误差时现况调查样本大小

预期阳性率	容　许　误　差		
	0.1P	0.15P	0.2P
0.05	7600	3382	1900
0.075	4933	2193	1328
0.10	3600	1602	900
0.15	2264	1000	566
0.20	1600	712	400
0.25	1200	533	300
0.30	930	415	233
0.35	743	330	186

表 11-2 是用式(11-3)计算出来的样本大小,可参考使用。但须注意,当流行率或阳性率明显小于 1% 时,此式不适用。

第二节　筛　检

一、筛检的定义

筛检是用一种或几种快速、简单的试验、检查等方法,在一般人群中发现尚未被识别的病人、可疑病人或有缺陷的人。筛检不是诊断试验,它是把健康人和病人(疑似病人、有缺陷的人)区别开来的方法,它仅是初步检查,是早期发现病人的一种方法。对筛检试验阳性或可疑阳性者,还应进一步确诊。

对一种疾病来讲,一般人群中包括三种情况,即无该病的健康人,可疑有该病但实际无该病的人,有该病的人。筛检是第一步,将健康人与其他两类人区别开来。诊断试验是第二步,用更完善的诊断方法,将可疑患该病但实际无该病的人与实际患该病的人区别开来。治疗是第三步,对患病的人进行治疗。

二、筛检的目的

首先在于早期发现那些处于临床前期或临床初期的病人,以便早诊断、早治疗或延缓其发展,从而达到二级预防的目的。其次是筛检疾病危险因素,及时发现某病的高危人群,以缓解发病,从而达到一级预防的目的。第三是用来了解疾病的自然史或开展流行病学监测。

三、筛检试验的评价

在筛检试验评价中,理想的筛检试验应是对人体无害、操作方便、结果报告迅速,而且费用低廉。此外,从方法学上评价一项筛检试验,主要应考虑筛检试验的真实性、可靠性和收益三个方面。

1.真实性　又称有效性,即指测量值与真实值相符合的程度。评价试验真实性常用指标是灵敏度、特异度、误诊率和漏诊率。在对某一筛检试验的真实性进行评价时,常用该试验方法检查病人组和非病人组,将结果整理成表 11-3 的形式,再分别计算真实性指标。

表 11-3 筛检试验资料归纳表

筛检试验	病人	非病人	合计
阳性	a(真阳性)	b(假阳性)	$a+b$
阴性	c(假阴性)	d(真阴性)	$c+d$
合计	$a+c$	$b+d$	$a+b+c+d$

(1)灵敏度:又称真阳性率,即实际有病而被该筛检试验判定为有病的百分率。

$$灵敏度 = \frac{a}{a+c} \times 100\% \tag{11-4}$$

灵敏度反映筛检试验检出病人的能力,其值愈大,漏诊的可能性愈小。

(2)特异度:又称真阴性率,即实际无病而被该筛检试验判定为无病的百分率。

$$特异度 = \frac{d}{b+d} \times 100\% \tag{11-5}$$

特异度反映筛检试验能排除非病人的能力,其值愈大,误诊的可能性愈小。

(3)误诊率:又称假阳性率,即实际无病,而被该筛检试验错判为有病的百分率。

$$误诊率 = \frac{b}{b+d} \times 100\% = 1 - 特异度 \tag{11-6}$$

若筛检试验的误诊率愈大,则误诊者愈多。由于误诊率和特异度互补,所以误诊率愈大,该筛检试验的特异度愈低。

(4)漏诊率:又称假阴性率,即实际有病,而被该筛检试验错判为无病的百分率。

$$漏诊率 = \frac{c}{a+c} \times 100\% = 1 - 灵敏度 \tag{11-7}$$

若筛检试验的漏诊率愈大,则漏诊者愈多。由于漏诊率和灵敏度互补,所以漏诊率愈大,该筛检试验的灵敏度愈低。

(5)约登指数:又称正确指数(r),是综合评价真实性的指标,介于 0 与 1 之间。

$$约登指数(r) = 灵敏度 + 特异度 - 1 \tag{11-8}$$

理想的筛检试验灵敏度和特异度都非常高,但实际上提高灵敏度则特异度降低,反之亦然,对一个筛检试验灵敏度和特异度是互为消长关系。

筛检试验中所选定的筛检标准称为截断值,即判定正常和异常的分界值。确定理想的截断值应是灵敏度和特异度均应接近 100%,但由于灵敏度与特异度是互为消长的关系,所以在实际工作中,常常按照不同的研究目的来确定截断值。

评价某种筛检真实性时,真、假阳性和真、假阴性是与金标准比较而得来,金标准又称标准试验。

2.可靠性 可靠性又称重复性,它是指在相同条件下重复进行试验,获得相同结果的稳定程度。影响筛检试验可靠性的因素有:

(1)观察者的变异:包括观察者自身的生物学变异和观察者之间的变异。

(2)被观察者的个体生物学变异:如血压值在上下午、冬夏季不相同,血糖值在饭前、饭后不相同,各种指标往往受到诸多因素影响,即使同一测量者用同一方法对同一被观察对象的测定结果也有不同。因此,应严格规定观测的条件(如时间、部位等)。

（3）试验方法或仪器本身的变异：如试剂的稳定性的波动、试验方法受配制方法和温湿度等因素的影响、试验仪器受外环境因素（如温度、湿度、安静、振动等）的影响，使测量值发生误差。所以，在进行筛检时应对仪器、药品、条件等有严格的规定。

3. 筛检收益　收益是评价筛检试验的重要方面，通常可以通过以下几个方面来衡量：

（1）预测值：预测值又称预告值、诊断价值，即指在已知试验结果的条件下，表明有或无该病的概率，是评价筛检试验收益的重要指标。预测值又分阳性预测值和阴性预测值两种。

一个试验的阳性预测值说明被试者如为阳性时他患病的概率有多大；阴性预测值说明被试者如为阴性时他无此病的概率有多大。

1）阳性预测值：又称预测阳性结果的正确率，即在筛检试验阳性结果的人中，有该病的概率，亦是真阳性占阳性结果总数的百分率。

$$阳性预测值 = \frac{a}{a+b} \times 100\% \qquad (11\text{-}9)$$

2）阴性预测值：又称预测阴性结果的正确率，即在筛检试验阴性结果的人中，能排除该病的概率，亦是真阴性占阴性结果总数的百分率。

$$阴性预测值 = \frac{d}{c+d} \times 100\% \qquad (11\text{-}10)$$

（2）发现新病例的数量：筛检试验通常在一般人群或高危人群中进行，筛检后会得到一定数量的可疑病人，再经诊断试验可以从中获得新病例。一项筛检试验得到的新病例越多，该试验的收益越大。发现新病例数量的多少受灵敏度、患病率和筛检次数影响。

（3）预后改善情况：通过筛检达到早诊断、早治疗的目的，因为筛检阳性到出现临床症状而确诊之间存在一定时间差，即领先时间，这种时间愈长，则愈有利于疾病的预后，则筛检的收益愈大。早期发现的病例带来的治愈率、转阴率、生存率的提高或死亡率的下降等，可作为评价筛检的效果。

（4）成本效益分析：从卫生管理的角度出发，某筛检试验是否值得开展，要做成本效益分析。成本包括筛检各种试验的花费，所需人力及设备等折算成本的合计。效益有经济效益和社会效益两方面。经济效益还可从检出的病例数及由于早发现而延长的生命及工作年限等所带来价值折算的合计。效益除以成本，可以算出单位成本所获得的收益大小。社会效益是筛检试验在有利于卫生事业发展、有利于提高人民健康水平、有利于疾病控制、有利于提高人民生活质量和生命质量，即使费用大一些，筛检试验亦应在一定范围内进行。

四、提高试验效率的方法

在实际工作中为了提高筛检试验效率，可以选择患病率高的人群作为受试对象，并采用联合试验等方法，联合试验有并联试验和串联试验。

并联试验又称平行试验，它是一种同时做几项筛检试验，只要有一项结果阳性就作为阳性。并联试验可以提高试验灵敏度，减少漏诊。

串联试验又称系列试验，它是一种依次做几项试验，下一试验只在上项试验阳性者中才做，在一系列多项试验中，只有全部试验结果均为阳性者才定为阳性，凡有一项结果阴性者都作为阴性。串联试验可以提高特异度，减少误诊。

第三节 个例调查

个例调查又称个案调查、病家调查,指对个别发生的病例、病例的家庭及周围环境进行的流行病学调查。病例一般为传染病病人,但也可以是非传染病病人或病因未明的病例等。个例调查一般无对照,因而在病因研究方面作用不大。个例调查往往还是暴发调查的一个组成部分,是流行病学工作者和防疫工作者的基本工作之一。

病例报告是临床上详细地介绍某种罕见病的单个病例或少数病例。据新出现的或不常见的疾病或疾病不常见的表现,以引起医学研究关注,可能由此形成某种新的假设。它是临床医学和流行病学的重要连接点。

一、目 的

(1)调查该患者发病的可能原因。流行病学个例调查对传染病疫源地控制非常重要,为了防止疾病的进一步蔓延,应尽快查明疫源地性质及范围,并应尽快地控制和使之无害化。

(2)揭示原因未明疾病的临床和流行病学特征,通过个例调查去发现问题,为查明该病病因提供线索。

(3)特殊病例调查,核实诊断并进行医疗指导。

(4)通过常年的个例调查,掌握当地疫情,为疾病监测提供资料。

二、调查内容

除应调查一般的人口学数据,如姓名、性别、年龄、民族、职业、行为习惯、营养、免疫状况以及个人的生产和生活环境等基础资料以外,还包括临床资料,如过去病史、家族病史、临床症状和体征、实验室检查结果等,以及流行病学资料,患者发病时间、地点、方式,以追查传染源以及传播途径。患者周围生产和生活环境情况,患者自身特点及近期活动情况,确定疫源地的范围和接触者,从而采取隔离消毒病人、检疫接触者和采取宣传教育等措施。同时还可以查出未被发现的病例,这对疾病的控制是非常重要的。

第四节 暴发调查

一、概 念

暴发调查是指对某特定人群短时间内发生多例同一种疾病所进行的调查。暴发分传染病和非传染病暴发,表现形式多种多样。非传染病暴发调查的思路、方法及步骤与传染病暴发大同小异。

二、调查的步骤与方法

在实际工作中,暴发调查的步骤可分为:速赴现场,核实诊断→初步调查,建立假设→深

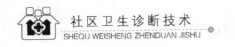

入调查,验证假设→总结报告。

1.速赴现场,核实诊断　确定暴发是否存在是首当其冲的问题。发生暴发疫情事件时,相关部门应迅速组织专业人员尽快赶赴现场调查处理。调查人员在了解一般情况的基础上,应根据病人的病史、临床症状和体征、实验室结果、流行病学资料等,尽快对疾病作出诊断,确认暴发是否存在。如很难确定诊断时,亦应尽可能明确传播机制,即此次暴发属于哪种系统的疾病,针对不同系统疾病在控制对策和措施上完全不同。

2.初步调查,建立假设

尽可能及早确定暴发疾病的流行病学特征,包括不同人群、时间和地点的发病资料、临床特点及环境的评价。具体内容:

(1)确定暴发的范围。将发病异常升高开始至恢复原来水平的这一段时间,作为暴发时间。发生以上这种情况的特定范围,就称之为暴发的地区范围。

(2)通过实验室检查确定病因学诊断。采集血清、呕吐、排泄物等标本,采集暴发现场的水源、食物和外环境的可疑物品标本,然后送检。

(3)识别所有的处于危险的人。

(4)识别主要的临床和流行病学特征,包括发病的年龄、性别、职业、种族等个人特征;发病日期、主要症状体征、病程、实验室检查结果、治疗等临床特征;工作、生活及社交活动、可疑暴露情况等流行病学特征。

(5)获得水、食物、空气等可能与病原传播来源有关的环境中样本的基础资料。常见内容有气温、雨量、地形、地貌等自然环境;媒介昆虫及老鼠等的有无、种类及密度等生物环境;劳动、厂矿设施、原料及产品等生产劳动环境;饮用水、饮食结构及种类、居住及卫生设施等生活环境;社交、人际关系、学习及工作氛围等社会环境资料。

(6)获取有暴露危险的人的资料,暴发地点如食堂、家庭或旅馆的位置环境等资料。

(7)组织调查队伍,包括防疫人员、临床医师、实验室工作者和其他卫生人员。

(8)联系当地行政部门,以获得相应帮助和支持。

暴发调查可按日、旬或月来统计发病人数和暴露人口数,按性别、年龄、职业等分组或按暴露程度分组,计算各组的罹患率并进行比较;了解诊断与治疗及采取措施的情况;同时还应了解当地过去发生本病的情况,从以上分析中找出病因线索。开始时可能有几个病因假设,通过综合分析哪种假设最能解释所有现象。同时根据初步假设,拟定并采取控制措施。

3.深入调查,验证假设

(1)深入调查:调查暴发期间和暴发范围内的全部病人和非病人。需要用相同的调查表、相同的调查方法去收集病人和非病人的资料。调查内容包括临床、实验室、流行病学、环境等资料。

(2)资料整理分析

1)资料审核:审核时注意有无遗漏的病例,特别要注意轻型病人和病原携带者,因为他们有可能成为新的传染源,对不符合本次暴发的病例予以剔除,对资料缺失、遗漏、错误的项目应重新纠正补填。

2)资料整理:将审核后的资料按资料性质、三间分布等情况进行归纳分组整理,运用统计方法进行相关计算及绘制统计图表。

3)资料分析与检验假设:暴发调查工作大部分内容属于描述性研究。但在检验和验证病因假设时,必须通过病例对照研究和队列研究来完成。根据深入调查资料对假设进行正确性评估。

在实际工作中,往往在得到病因假设时即可采取有针对性的防制措施,且同时对措施的效果作出评估。如果在采取措施后经过该病一个最长潜伏期,新病例明显减少,甚至不再发生新病例,则证明假设是正确的。否则,继续深入调查分析,补充、修正原来的措施。

暴发调查中应边调查、边分析、边采取控制暴发与流行的综合措施,以免延误时机。

4.总结报告 调查结束后,调查者应就暴发事件写出总结报告。报告内容包括暴发的经过,调查过程,采取的措施与效果,经验教训与结论等。应尽量采用数字、统计图表来加以说明。报告既可供行政部门决策时参考,还有医疗和法律上的作用。

第十二章　病例对照研究

流行病学观察性研究可分为描述性研究与分析性研究两大类。分析性研究主要有病例对照研究和队列研究两种,本章讲述病例对照研究。

第一节　概　述

一、概　念

病例对照研究是选择一组具有某种疾病或某特定健康效应的个体作为病例组,另一组不患该病或不具有某特定健康效应但具有可比性的个体作为对照组,调查两组人群过去暴露于某个(或某些)与所研究疾病或健康效应有关因素的情况及程度,比较两组间暴露率或暴露水平的差异,以分析暴露因素是否与该疾病或健康效应有关及其关联程度大小的一种观察性研究方法。由于病例对照研究是在某疾病或健康效应已经发生了之后,再追溯其可能的病因或有关因素,属于"由果探因"的研究方法,因此也称回顾性研究。

病例对照研究的一般结构模式如图 12-1 所示。

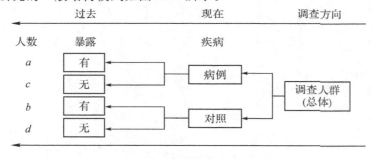

图 12-1　病例对照研究的一般结构模式

如上述结构模式图所示,如果 $a/(a+c)$ 显著大于 $b/(b+d)$,则说明该暴露因素可能是该疾病的危险因素;如果 $a/(a+c)$ 显著小于 $b/(b+d)$,则可以认为该暴露因素可能是保护性因素。

二、种　类

病例对照研究通常采用匹配设计和不匹配设计两种方法。匹配也称配比,是限制性选择对照的一种方法,以保证对照与病例在某些特征(可能影响研究结果)上保持一致,这些用来匹配的特征则称为匹配因素或匹配条件,匹配设计可以排除比较时匹配因素的干扰。根据选择对照是否有这种限制而可将病例对照研究分为：

（一）不匹配的病例对照研究

即成组病例对照研究，在研究设计规定的病例和对照人群中，分别抽取一定数量的研究对象组成病例组和对照组，除对照组的人数要求等于或多于病例组人数之外，无任何其他限制或规定。这种研究实施起来容易，能够获得较多的信息，但研究结论可靠性相对较差。

（二）匹配的病例对照研究

即根据研究设计的要求，按照匹配条件来选择对照，目的是使匹配条件在病例与对照组均衡，而在进行两组比较分析时可排除这些因素的干扰，其优点是可增加分析时的统计学检验能力，可以排除非研究因素的影响，用较少的样本获得较高的研究效率。但这种方法在选择对照时较复杂，资料整理与统计分析较麻烦。

1.匹配设计病例对照研究可分为群体匹配和个体匹配两种。

（1）群体匹配：又称为频数匹配或成组匹配。在选择对照时，要求对照中匹配因素的分布与病例中的分布在整体上接近或一致。如病例组中男性的比例占 60%，则选择的对照中，男性的比例也为 60%。群体匹配的特点是，匹配不是在单个个体的基础上进行，而是使某种或某些因素（匹配因素）在两组间总的分布相同。

（2）个体匹配：即根据匹配因素一致的原则，病例和对照以个体为单位进行的匹配。$1:1$ 匹配时，称为配对；$1:2,1:3,\cdots,1:M$ 比例匹配时，称为个体匹配。

2.在匹配设计时，要注意选择合适的匹配条件和匹配比。

（1）匹配条件：匹配是根据匹配条件或称匹配因素来进行的。常用的匹配因素有年龄、性别、职业、居住地、出生地、社会经济水平、文化程度、民族、病情轻重、病型等等；但在一个研究中，不宜选择过多的匹配因素，这是因为匹配因素越多选择合格的对照就越困难，且更严重的是，匹配因素过多，使得对照组与病例组在各方面过多一致，从而导致所研究的因素也趋于一致，最终损害了整个研究的功效，这种情况称为匹配过头。

（2）匹配比：匹配可以是 $1:1$，即一个病例配以一个对照，也可以是 $1:M$ 的匹配，即一个指示病例配以两个或更多个对照。但要注意匹配比适度的问题。如果病例与对照来源都充足，调查费用又差不多，则以 $1:1$ 匹配最合适；如果病例数有限而对照易得，则可采用一个病例匹配几个对照的办法以提高统计效率。

一般从实际经验来看，匹配数以不超过 4 为宜。因为由 Pitman 效率公式可见，病例与对照之比大于 $1:4$ 时，虽可增加研究的统计学效率，但功效增加并不明显，工作量却在增加。Pitman 效率的计算公式为：$2M/(M+1)$，式中 M 为对照数。当 M（即对照数）分别取 1，2，3，4，5，6 和无穷大时，Pitman 效率指数分别为 1.0，1.33，1.50，1.60，1.67，1.71 和 2。由此可以看出，当对照数大于 4 时，效率增加变得非常缓慢。

第二节　研究设计

一、明确研究目的

首先，通过查阅文献资料与访问有经验的人，了解所要研究的问题目前的知识水平以及对此问题已有哪些假说,以避免不必要的重复研究,从而保证研究课题的先进性。然后,在此基础上提出所做课题的研究目的。研究目的应该具有科学性和实际意义,假说应该是能检验的,研究的因素应具有可测量性。具体来说,研究之目的,即为通过本次研究要解决什么样的具体问题。

二、确定对照形式

根据研究目的,选择适宜的对照形式。一般而言,研究目的是广泛探索疾病的危险因素,采用不匹配或群体匹配的设计。如果所研究的是罕见病,或所能获得的合格病例数很少,则可采用个体匹配的设计。此外,若要以尽量较少的样本获得尽可能高的检验效力,则可采用1:R的个体匹配方法;如选择兄弟姐妹、同事、邻居等作对照时,则只能采用个体匹配。

三、选择研究对象

1.病例的选择 选择病例的原则是进入病例组的病例足以代表总体(即产生这组病人的目标人群)中该病的全部病例。

(1)病例的来源:

一是来自医院,即是从某一所或若干所医院选择某时期内就诊或住院的某种病的全部病例。病例应符合统一的、明确的诊断标准。这种研究称为以医院为基础的病例对照研究。

二是来自一般人群,即从某特定人群选择病例,即符合某一明确规定的人群在某时期内(一年或几年,视病例发生多少而定)的全部病例或当病例数过多时的其中一个随机样本作为研究对象。这种研究称为以人群为基础的病例对照研究。

相对来讲,病例来自一般人群的选择偏倚比来自医院小,结论推及人群的可信程度较高。

(2)病例的类型:

1)新发病例:是指研究期间发生并诊断的病例。优点:①是研究期间内的全部合格病例,不受存活因素的影响,可见到各型病例;②如体内代谢产物、生活方式等由疾病引起的变化,不会被误认为是研究的病因;③由于疾病刚刚发生,暴露史回忆起来比较容易且可靠;④重要的混杂因素也比较容易获得。缺点:需要较长时间才能获得满足研究样本所需的足够多的病例数,所以费用较高。

2)现患病例:是指研究人群中已经患某病的病人。优点:获取足够的现患病例所花时间较短,费用也较低。缺点:现患病例对暴露史回忆的可靠程度要比新发病例差,且也有可能将疾病的后果误为疾病的病因。

3)死亡病例:是指研究中收集暴露史之前已死亡的病例。一般在没有办法的情况下,或者作为一种快速的探讨性研究,或者有关的暴露因素有很详细的记录资料,才采用死亡病例作为研究对象。

2.对照的选择 对照选择是否恰当是决定病例对照研究成败的关键之一。在病例对照研究中,设立对照的目的在于估计如果疾病与暴露无联系,则病例组的暴露率可能为多少,也就是为比较提供一个基准。因此,对照与病例在一些主要方面必须具可比性。

(1)选择对照的原则:选择对照应符合以下原则:①代表性:选择的对照应当在主要的暴

露因素水平、混杂因素、交互作用的分布上与病例人群是一致的。②可比性：是指除暴露因素以外，其他有关因素在病例组与对照组间的分布应一致，如年龄、性别、居住地等。但如果在资料分析阶段能对混杂因素进行控制的话，也可让这些因素在病例组与对照组之间存在差异，而不会影响研究的真实性。同时要求对照没有患和研究因子与研究疾病有关的其他疾病的可能。③暴露不能作为选择对照的依据：即不能依据个体对研究因素的有无来选择是否可以作为对照。

(2)对照的来源：

1)如果病例组来自一般人群，则以该人群的非病人的一个随机样本作对照。

2)如果病例来自医院，则可从相同医院同时就诊或住院的其他病例中选择对照。

3)其他来源的对照，如病例的邻居、同事、亲属等。例如，邻居作对照可控制社会经济地位的混淆作用，兄弟姊妹作对照可控制早期环境的影响和遗传因素的混淆作用(极端要求为同卵孪生)，配偶作对照可控制成年期环境的影响。

最常采用的方式是对照和病例都选自同一医院，因为理论上他们都来自该医院所服务的同一人群，而且对两者都可在相同的环境中进行调查，也易于合作。但是由于不同病种的患者入院的机会不同，有可能使本来与某病无关的特征在医院病例中表现出虚假的联系。为了减少这种偏倚发生的可能性，应该选取多种疾病而不是一种疾病的病人作对照。

四、估计样本含量

1.成组设计的病例对照研究样本含量估计　病例对照研究的样本大小可按式(12-1)计算，以估计病例组和对照组分别需要多少人。

$$N = \frac{(K_\alpha \sqrt{2\overline{P}\,\overline{Q}} + K_\beta \sqrt{P_1 Q_1 + P_2 Q_2})^2}{(P_2 - P_1)^2} \tag{12-1}$$

式中：K_α 与 K_β 分别为 α 与 β 时的正态离差，可查正态离差表(表 12-1)获得；P_1 和 P_2 分别为对照组与病例组有暴露史的估计比例(暴露率)，$Q_1 = 1 - P_1$，$Q_2 = 1 - P_2$，$\overline{P} = (P_1 + P_2)/2$；$\overline{Q} = 1 - \overline{P}$；其中，$P_2$ 也可用下式计算而得：

$$P_2 = \frac{OR \times P_1}{1 - P_1 + OR \times P_1} \tag{12-2}$$

表 12-1　正态分布的分位数表(正态离差表)

α 或 β	$K_{\alpha(单侧检验)}$ $K_{\beta(单侧或双侧检验)}$	$K_{\alpha(双侧检验)}$
0.001	3.090	3.290
0.002	2.878	3.080
0.005	2.576	2.807
0.010	2.326	2.576
0.020	2.058	2.326
0.025	1.960	2.242
0.050	1.645	1.960
0.100	1.282	1.645
0.200	0.842	1.282

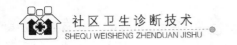
由式(12-1)和式(12-2)可以看出,病例对照研究的样本含量的大小主要决定于:①统计学检验假设所允许犯的假阳性错误的概率(α),即经常所说的检验的显著性水平;②统计学检验假设所允许犯的假阴性错误的概率(β),($1-\beta$)则为检验效能或称检验把握度;③所研究因素在对照人群中的估计暴露率(P_1);④所要研究因素在病例组中的估计暴露率(P_2)或该因素的估计 OR 值。

实际工作中,α 和 β 是由研究设计所要求的精度和把握度来决定,一般取 $\alpha=0.05$,$\beta=0.10$;P_1、P_2 或 OR 值则可通过文献或预调查获得。

2.匹配设计的病例对照研究样本含量估计　匹配设计时要用匹配设计的样本含量估计公式,具体这里不作为重点讲述。

五、研究内容的确定及资料收集

任何一个研究课题的调查内容或研究因素并不是越多越好。研究内容要根据研究者对研究问题的认识能满足研究目的的需要为原则,即需要分析的内容越详细越好,无关的内容或不准备分析的项目一个也不要列入。对研究的各因素要有一个统一的测量方法与标准,且还要考虑其可测量性。

有关调查表设计与编制等内容参见第十一章"描述性研究"。

资料的收集主要是通过在研究现场以询问的方式填写调查表。病例与对照要使用相同的调查表,运用完全相同的询问方式和检测方法。对参加调查人员进行培训考核,制定培训手册和工作手册以规范调查方法,以保证资料收集的顺利并获得可靠的信息。

第三节　资料整理与分析

一、资料的整理

收集的资料都要经过复核、纠错,验收合格后才归档。在进入资料分析时,应最后对全部资料进行再次核查,确保资料尽可能正确和完整。

二、资料的分析

病例对照研究数据分析的中心内容是比较病例和对照中暴露的比例,并由此估计暴露与疾病有无联系,联系强度如何。同时要对所收集的资料作描述性统计分析,即对研究因素以外的有关因素在病例与对照组之间的分布作均衡性检验。并分析联系由随机误差造成的可能性有多大,特别要排除由于混淆变量未被控制而造成虚假联系的可能。进一步,还可计算暴露与疾病的剂量反应关系,各因子的交互作用等等。非匹配和匹配设计的研究,数据的分析方法有一些不同。

三、成组设计的未分层资料的分析

成组设计、未分层的病例对照研究,可整理成四格表的形式(表12-2)。具体分析方法如下:

表 12-2 病例对照研究资料归纳表

暴露史	病例	对照	合计
有	a	b	N_1
无	c	d	N_0
合计	M_1	M_0	T

1. 首先要检验病例组与对照组在某些主要特征(即可能成为混淆因子的特征)的构成上是否没有显著差别(均衡性检验)。

2. 两组暴露率的统计学显著性检验 某个因素与某种结局(患病或死亡)之间的联系是否有统计学显著性,常用 χ^2 检验。

3. 计算暴露与疾病的关联强度 描述暴露与疾病的关联强度的指标是相对危险度(RR)。在病例对照研究中,因不能计算发病率而不能直接求得该指标,故用"比值比"OR 来代替。对于发病率不高的疾病,OR 近似于 RR。

(1)OR 及其 95% 可信区间的估计:

$$OR = \frac{ad}{bc} \tag{12-5}$$

OR 的 95% 可信区间的估计有两种方法,此处仅介绍 Miettinen 法:

$$OR_L, OR_U = OR^{(1 \pm 1.96/\sqrt{\chi^2})} \tag{12-6}$$

(2)OR 值的意义:OR 的数值范围为从 0 到无限大的正数,其数值大小的意义与 RR 相同,即其数值为 1 时,表示暴露与疾病危险无关联;OR>1 说明疾病的危险度增加,暴露与疾病是正联系;OR<1 说明疾病的危险度减少,暴露与疾病是负联系。

OR 是用来评估暴露与疾病的联系程度(即暴露作用强度)的一个点估计值(0~∞),但因为估计这个值受随机变异影响的程度,所以最好同时算出可能包括真值的一个取值范围,称为可信限或可信区间。如果可信限包括了无效值(OR=1),说明该联系无显著性;可信限的宽度又反映点估计值(OR)的稳定性,范围宽说明估计值不稳定,也就是随机变异程度大。所以现在认为仅计算出点估计值的意义有限,应同时计算出其可信限。

四、成组设计分层资料分析

为了分析或控制混杂因素的影响,常常需要按潜在的混杂因素分层后进行分析。分层分析的模式表如表 12-3 所示。

表 12-3 第 i 层的资料

暴露	病例	对照	
有	a_i	b_i	N_{1i}
无	c_i	d_i	N_{0i}
小计	M_{1i}	M_{0i}	Ti

1. 如果发现各层的构成诸如年龄、性别等很不一致,或各层间的 OR 相差较大,总 OR 则需标准化处理,此时可计算 SMR:

$$SMR = \sum a_i / \sum (b_i \times c_i / d_i) \tag{12-7}$$

此处得到的 SMR 可用来代替经标准化处理之后的总 OR，反映出暴露因素与疾病的联系强度。

此处略去总卡方（χ^2_{MH}）和总 OR（OR_{MH}）的计算方法。

1. 如果各层具有齐性，则可以计算各层 OR 的合并 OR，所以通常记作 OR_{MH}。合并 OR 的计算方法如下：

$$OR_{MH} = \frac{\sum (a_i d_i / n_i)}{\sum (b_i c_i / n_i)} \tag{12-8}$$

OR_{MH} 如果不等于 1，可作显著性检验，其方法如下：

$$\chi^2_{MH} = \frac{\left[\sum a_i - \sum E(a_i)\right]^2}{\sum V(a_i)} \tag{12-9}$$

式中：a_i 为各层四格表中的 a 数值；

$E(a_i) = a_i$ 的期望值（理论值）$= \dfrac{n_{1i} m_{1i}}{n_i}$；

$V(a_i) = a_i$ 的方差 $= n_{1i} n_{0i} m_{1i} m_{0i} / [n_i^2 (n_i - 1)]$。 (12-10)

检验假设（即无效假设）H_0：$OR = 1$，双侧备择假设 H_1：$OR \neq 1$。统计量 X^2_{MH} 呈自由度为 1 的 χ^2 分布。

六、1∶1 配对资料的分析

病例对照研究中，1∶1 配对资料可整理成如表 12-4 所示的模式表。

表 12-4　1∶1 配对 χ^2 检验资料整理表

对　照	病　例	
	有暴露	无暴露
有暴露	a	b
无暴露	c	d
合　计	$a+c$	$b+d$

1. 显著性检验　可用 McNemar 法，公式如下：

$$\chi^2 = (b-c)^2 / (b+c) \tag{12-11}$$

$$\text{校正 } \chi^2 = (|b-c|-1)^2 / (b+c) \tag{12-12}$$

2. 危险度估计　　$OR = c/b$ (12-13)

3. OR95% 可信区间　　$OR_L, OR_U = OR^{(1 \pm 1.96/\sqrt{\chi^2})}$ (12-14)

第四节　偏倚及其控制

一、偏　倚

影响结论真实性的原因可以归纳为两类，一类是随机误差，另一类是系统误差。

随机误差既有测量方法本身的随机变异，也有被测定的生物现象的随机变异。随机误差只能减少而不能完全避免。

系统误差指研究的结果或推论偏离真实值，或导致这种偏离的过程。也可以说是在资料的收集、分析、解释或发表过程中，能够导致结论系统地与真实值有所不同的任何趋势。

系统误差又叫偏倚。偏倚有一定方向性，它使观察值向一定方向偏离，或是增高，或是降低。多次重复测量及增加样本含量可以减少流行病学调查研究中的随机误差，但却不能减少系统误差。

流行病学研究中的偏倚可分为三类：

1. 选择偏倚 是由于研究对象与非研究对象间的特征有系统区别而产生的系统误差。以医院为基础的病例对照更易发生这类偏倚。医院收治病人有不同的选择；病人到哪个医院就诊，或去不去医院就诊亦有选择；不同病种也有不同的入院频率，这使研究的病例和对照不能推论到一般人群。而且，如果病例组成员与对照组成员的入院率有差别，则可使病例组与对照组缺乏可比性。这种由于入院选择而导致的偏倚，又称为入院偏倚或 Berkson's 偏倚。

其他的选择偏倚还有现患-新发病例偏倚、无应答偏倚和志愿者偏倚、存活偏倚等。

2. 信息偏倚 主要是由于对疾病的诊断不明确或不统一，导致分组错误；由于对暴露因素的定义不明确，或在各比较组间的标准不一而导致暴露的错误分类和暴露水平的错误分级等原因引起。在病例对照组研究中，则以回忆偏倚（由于研究对象对暴露史的回忆错误而引起）最为常见或不易排除。暴露与回忆之间相隔的时间越长，则回忆偏倚产生得越多。此外，测量所产生的偏倚也属于信息偏倚。

3. 混杂偏倚 当我们研究暴露于某一因素与疾病之间的关系时，由于某个既与所研究的疾病有联系，又与所研究的因素有关，掩盖或夸大了所研究的暴露与疾病的联系强度，这种现象即混杂偏倚，引起混杂偏倚的因素叫混杂因素。常见的混杂因素有年龄、性别、吸烟等。混杂因素必然存在，但只要充分认识，注意资料分析方法，当可避免。

二、偏倚的控制

关键是高度重视，预防为主。例如合理设计，在选择研究对象时尽可能采用随机化抽样原则；注意收集暴露资料时避免主观诱导等情况；调查变量最好有客观指标；在整理资料时，要检验病例组与对照组间的均衡性等等。

对混杂偏倚的控制，在设计时可采用匹配设计方法使得潜在的混杂因素在病例组和对照组间分布一致；在资料分析阶段，可用分层分析方法、标准化处理或应用多因素分析等方法来消除混杂因素的影响。

病例对照研究虽具有很大的优越性，但其方法本身的缺陷也不可忽视。在实施中，要有严格的质量控制，制定并严格执行工作程序，以避免或减少各种误差或偏倚的介入，保证研究资料的真实性。在结果解释和推论时则应该谨慎。

第五节　应用范围及其优缺点

病例对照研究是一种应用颇为广泛的分析性研究。只要设计严密、合理,实施时重视质量控制,并能有效地预防与控制各类偏倚对研究结果的影响,则病例对照研究是一种值得选择的高效率的研究方法。

一、应用范围

1. 应用于病因学研究　病例对照研究最常被用来探讨致病因素或危险因素与疾病的关系。在病因探索中,病例对照研究可分为探索性病例对照研究和验证性病例对照研究。探索性病例对照研究是应用病例对照研究可以调查许多因素的特点,对病因未明的疾病在众多的相关因素中,筛选出该疾病的危险因素或致病因素;验证性病例对照研究是针对已建立的某个疾病的病因假说,做检验性分析。但一项病例对照研究不能验证因果关系。

2. 应用于预防与治疗的研究　病例对照研究在疾病预防措施的评价和临床治疗效果及副反应方面也有广泛的应用。例如,如将某病的已治病人,按临床有疗效和无疗效分为"病例组"和"对照组",通过让他们回顾以前两组病人所采用的各种治疗方法并作比较分析,从中确定有疗效的治疗方法或方案。

3. 应用于预后研究　病例对照研究可用来筛选和评价影响疾病预后的因素。如将某肿瘤病人按生存期长短分为"病例组"和"对照组",通过回顾调查两组曾经接受的各种治疗方法及其他诸如病期、病情、年龄、社会经济水平等个体因素,并作对比分析,以找出影响该肿瘤患者生存期长短的主要影响因素,指导临床实践。

二、优　点

1. 研究所需样本量较小,节省人力和物力;研究周期短,因此容易得出结果。

2. 适用于少见病的病因研究　对于少见病的病因研究,病例对照研究常常是唯一可行的方法。少见病的人群发病率低,如采用队列研究,则需要很大的观察样本或等待很长的时间,才能得到足够多的病例以满足研究的需要,往往不可行。而病例对照研究只要找到足够的病例数,或通过增加对照的数量来满足样本的含量即可进行研究。

3. 适用于潜伏期长的疾病　对于这种类型疾病的病因探索,病例对照研究具有其他研究方法不可替代的优越性。

4. 允许同时调查分析许多因素　即可以同时探讨多种因素与一种健康效应的关系,特别适合多病因疾病的病因研究。对病因未明疾病的致病因素或危险因素的探索,应当首选病例对照研究方法。因此,病例对照研究已成为最常用的分析流行病学方法。

三、缺　点

1. 容易受偏倚的影响　由于选择病例和对照不合理,如来源不同,即可导致研究对象缺乏代表性而产生选择偏倚。信息偏倚中最易导致回忆偏倚和测量偏倚。回顾性调查由于某种原因导致研究对象有倾向性回忆,会使研究结果失真,即回忆偏倚。如对各项研究因素的定义不明确、测量尺度不合理或仪器设备有误差,会产生测量偏倚。

2.对照组的正确选择有时会发生困难 理论上病例对照研究中的对照组应来自产生病例组的同一时点和范围的人群,而在实际操作过程中,常常难以完全达到这一要求。在医院为基础的病例对照研究中尤甚。

3.不能直接计算暴露与非暴露组的发病率或死亡率 病例对照研究时不具备其目标人群的发病或死亡和人口等背景资料,因此,无法计算按暴露和非暴露分组的发病率或死亡率,因而不能计算 RR。

4.不能验证病因假设 由于是由"果"及"因"的回顾性研究,难以得出因果关系的结论。其所得到的联系为统计学联系,可以为进一步的验证性研究提供证据和方向。

第十三章 队列研究

队列研究是分析性流行病学的重要研究方法之一,流行病学很重要的目的是探讨病因,通常是描述性流行病学提出病因假设,经病例对照研究初步检验病因假设,之后选择其中最可能的某项病因假设,用队列研究方法进一步验证。

队列研究也称前瞻性研究,主要用于研究暴露因素与健康效应(疾病、死亡或长寿等)的关系,从而验证疾病病因、死亡或长寿因素等假说。

第一节 概 述

一、定 义

队列研究是一种从"因"观"果"的研究方法,是按有或无某可疑因素(暴露)将观察对象分为两组人群,一组为暴露人群,另一组为非暴露人群,观察一定时间,比较两组某病的发病率(或死亡率)有无差别,从而判断暴露因素与疾病有无因果联系及其联系大小。如暴露组发病率高,则认为该暴露是该病的病因;如暴露组发病率低,则认为该暴露是保护性因素。

队列研究要求研究人群在开始时均应是未患病的个体,同时又要求每位进入本研究的个体都有可能发生所研究的疾病。暴露组与非暴露组之间必须具有可比性,非暴露组应该是除了未暴露于某因素之外,其余各方面都应尽可能与暴露组相同的一组人群。

"队列"泛指有共同特征或暴露于某一因素的一组人群。队列人群分为两种:一种叫固定队列,指研究人群都在某一固定时间或一短时期内进入队列,直至观察期结束,成员不发生变动。另一种叫动态人群,指队列确定后可增加观察对象,也可能有人口迁出。

队列研究的一般结构模式见图 13-1。

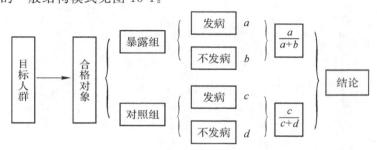

图 13-1 队列研究的一般结构模式

二、特　点

1.暴露情况清楚　暴露因素在研究开始时就已经存在,而且研究者也知道每个研究对象的暴露情况。

2.属由"因"到"果"的研究　在暴露因素与疾病的关系方面,队列研究是先知其因(暴露因素),而后观其结果(疾病结局)。

3.能验证暴露因素与疾病间的因果联系　队列研究是由"因"到"果"的研究,观察者能确切知道暴露人群的暴露强度、时间和疾病发生的状况,且能较准确地计算发病率(或死亡率),从而判断暴露因素与疾病的因果联系。

三、种　类

根据对象的暴露和发病或死亡是发生在研究开始之前还是在研究开始之后,队列研究可分为三种,见图 13-2。

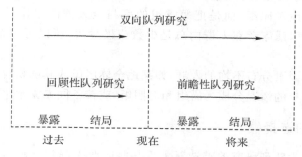

图 13-2　不同类型队列研究示意图

1.前瞻性队列研究　其特点是以暴露与否来分组,研究开始只是暴露已经发生,观察终点的事件在研究开始时尚未发生,有待于追踪观察一定时期(对慢性病通常为十年至二三十年),方能得到结果(发病或死亡),即从因追踪观察到果。

2.回顾性队列研究　又称历史性队列研究。其特点是研究开始所关心的暴露和疾病(死亡)均已发生,研究者不需要随访,研究的对象是根据其在过去某时点的特征或暴露情况而入选并分组,然后从已有的记录中追溯从那时开始到其后某一时点或直到研究当时为止这一期间内,每一成员的死亡或发病情况。回顾性队列研究在时间上看是回顾性的,但仍是由"因"到"果"。

3.双向队列研究　双向队列研究就是在一个队列研究中同时具有回顾性队列研究和前瞻性队列研究,即在回顾性队列研究之后,继续进行一段时间的前瞻性队列研究。

第二节　研究步骤

一、查阅文献,选择并确定队列研究因素

队列研究的主要目的是进一步验证现况调查或病例对照研究中已发现的在统计学上有

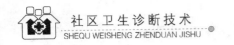
联系的危险因素。因此在队列研究的设计阶段,必须查阅有关文献,了解国内外在选择和确定研究因素方面已做过哪些工作,包括其研究的方法及结论等。

二、暴露因素的规定

为防止调查时产生偏倚,对暴露因素的性质,暴露的时间、频率、强度等应有明确规定。若将暴露因素定量,则应明确其单位。如果不易获得准确的定量资料,可将暴露水平粗略地分级。

三、研究对象选择的方式

评定研究对象的暴露状况,剔除其中已患或疑似已患所研究疾病的人和对之不易感的人。原则是选择有可能患这种病但并未患这种病的人,作为观察对象。

1. 可选择超额暴露于可疑病因或生活习惯或职业可能与所研究疾病有关的人,建立暴露组。另外设一个未暴露组(对照组),用于估计暴露组倘未暴露于该因素时可能的发病或死亡水平。有时可不设对照组,而是把暴露组的率与全人群的率作比较,因为对特殊暴露(例如职业、医药)而言,暴露者在人群内总是少数或极少数,所以可把全人群的率视作未暴露者的率。

2. 选择一个暴露因素分布不均的人群,如某地全体居民或其随机样本、某单位全体成员等。将这个人群按原有的情况分成暴露组和对照组,或按不同暴露水平,分为若干亚组。

四、暴露人群的选择

1. 职业人群　常为队列研究的首选对象。某些职业人群常接触特殊的暴露因素,故使该人群发病率或死亡率升高。

2. 特殊暴露人群　如选择核事故受害者作暴露人群,以研究射线与肿瘤的关系。

3. 自然人群　即某地区的全部人群,选择其中暴露于研究因素的人为暴露组,多用于暴露因素与疾病在人群中常见时,或观察一般人群的发病情况或观察环境与疾病的关系时。

4. 保险人群　医疗保险和人寿保险资料可看作人群资料的特殊形式。其优点是记录详细,特别是有关医学诊断、化验、治疗方面的常规记录,有利于随访观察。

5. 有组织的人群　如学校、机关、团体的成员。他们的经历相似,可增加暴露组和对照组的可比性。

五、非暴露人群的确定

选择非暴露人群作为对照,基本的原则在于暴露与非暴露人群要有可比性。即对照人群除未暴露于所研究的因素外,其他各种可能影响研究结局的因素或人群特征应尽可能地与暴露人群相同。对照人群选择质量的好坏直接影响队列研究结果的真实性。

1. 内对照　在确定的观察群体之中,有某因素为暴露组,其他为非暴露组。如观察高血压与脑出血、脑栓塞的关系,高血压人群确定为暴露组,正常血压人群为对照组,进行随访观察。队列研究应尽可能选用内对照,因为除暴露因素外,它与暴露人群的可比性好。同时,选用内对照较方便可行。

2. 外对照　将没有暴露或具有较低水平暴露的其他人群选为外对照。如可将具有暴露因素的某工厂的全体工人作为暴露组,而无该暴露因素的其他工厂工人作为对照组。如果暴露组为职业人群或特殊暴露人群,通常选用外对照。

3.总人口对照 将暴露人群与一个地区整个人群的发病率或死亡率作比较。特别是有些特殊暴露人群人数较少,不便计算出不同年龄、性别的发病率或死亡率。如研究某工厂某特殊暴露对健康的影响,可先按所在市区一般人群的发病率或死亡率计算预期发病人数或死亡人数,再与该暴露组实际发病或死亡人数比较,观察其危险程度。使用本方法要注意暴露人群和地区人群在地理和时间上的一致性,否则易发生偏倚。

4.多种对照 既有内对照,包括不同暴露水平的对照,又有外对照。这种对照可以增加判断病因的依据,减少一种对照所导致的偏倚。

对照组的选择往往较暴露组的选择更困难。对照组除暴露因素外,其他各种可能影响研究结果的因素或人群特征,如年龄、性别、民族、职业、文化水平等,都应尽量与暴露组相同。在资料收集完毕,着手分析时,还要作一次均衡性检验,以检验暴露组和对照组资料的可比性。

六、基线资料的收集与随访

1.基线资料的收集 队列成员暴露情况与某研究因素的情况是最重要的基线资料。除与暴露有关的资料和与结局判断有关的资料外,还要收集人群特征资料以及一些可能产生混杂作用的暴露资料。如吸烟、饮食习惯、生活习惯、体力活动等,以便在资料分析时调整其在发病上的作用。

一般可通过下列方法收集基线资料:①查阅记录:如医院的病案、人寿保险记录、劳动记录、劳保资料、工作日志等;②访问:用统一调查表格,直接调查研究对象或其他知情者,有时也可采用信访形式;③医学检查:定期对研究对象进行测定或检查;④环境调查与检测:如定期检查水、空气及外环境中的有毒物质、微生物等。

2.随访 随访就是对研究所确定的对象进行追踪观察,以确定终点事件的发生情况(如发病或死亡数)。对于暴露组和非暴露组的研究对象,随访时间和方法应一致。应明确规定每个研究对象开始随访和终止随访的日期。观察终点就是一个对象出现了预期的结果,到此终点便不再对该对象继续随访。观察终点可以是疾病或死亡,也可是一项检测指标,如血清抗体、尿糖、血脂等达到某个水平,根据研究的要求不同而不同,应制定明确的判断标准。

应根据观察指标和实际情况,采用不同的随访方法,以减少失访对象,并保证获得的信息真实和可靠。随访的方法有直接的,如函调、面谈、定期体检;有间接的,如医院病历、死亡登记、疾病报告卡、人事档案、劳保资料、保险档案等,须根据结局的性质选用。

随访时间的长短取决于两个因素:①疾病的潜伏期:对潜伏期短的急性病,随访可以很快结束,对潜伏期长的慢性病,随访时间则长;②暴露与疾病的联系强度:暴露导致的发病率或死亡率越大,随访时间越短,反之,随访时间越长。

随访由经过培训的调查员进行,合格者才能参加随访。为了保证随访工作的质量,需要建立一套严格的检查制度和成立质量控制小组。

3.偏倚 如果随访工作做得好,一般不会发生选择偏倚。收集的各组间信息质量应有可比性,不受研究对象暴露状态的影响,以免发生信息偏倚。回忆导致的信息偏倚是影响病例对照研究真实性的一大问题,但对队列研究影响不大。最常见的混杂因素是年龄,其他混杂因素因暴露种类而异,应收集相应资料,以便在分析时加以控制。

七、样本大小

队列研究样本大小取决于以下 4 个因素:

1. 一般人群中某病的发病率(P_0) 可用对照组发病率代替人群发病率。一般而言,P_0 越大,所需样本越小;反之,则样本越大。

2. 暴露组和对照组发病率之差 差值越大,所需样本越小。

3. 显著性水平 又称第 I 类错误,用 α 表示。要求显著性水平越高(假阳性错误出现的概率越小),所需样本量越大。α 通常取 0.05 或 0.01。

4. 把握度($1-\beta$) 即检验假设时避免假阴性的能力。β 为出现假阴性(第 II 类错误)的概率,β 值越小,把握度越大,则所需样本越大。

样本量的计算公式如下:

$$N = \frac{(K_\alpha \sqrt{2\bar{P}\bar{Q}} + K_\beta \sqrt{P_0 Q_0 + P_1 Q_1})^2}{(P_1 - P_0)^2} \tag{13-1}$$

式中:P_1 为暴露组的发病率,P_0 为非暴露组的发病率,$Q_1 = 1 - P_1$,$Q_0 = 1 - P_0$,$\bar{P} = (P_0 + P_1)/2$,$\bar{Q} = 1 - \bar{P}$;如已知 P_0 与估计相对危险度(RR),则 $P_1 = RR \times P_0$。K_α 与 K_β 分别为 α 及 β 值对应的标准正态分布分位数(见第十二章表 12-1)。

通常非暴露组和暴露组样本量相等,但也可非暴露组样本量大于暴露组的样本量,考虑失访的可能性,一般增加 10% 的样本量。也可用查表法求得样本含量。

八、资料分析

队列研究分析的主要内容是计算暴露组和非暴露组的发病率或死亡率,并对组间发病率或死亡率的差别进行统计学检验,差异有显著意义者要进一步确定暴露因素与疾病联系的强度等,最终判断暴露因素与疾病是否存在因果联系。(本节分析指标重点介绍联系强度,分层分析、剂量反应关系等分析从略。)

(一)率的计算

在计算队列研究的发病率或死亡率时,有两种计算方法。

1. 累积发病率(CI) 若观察期间人口无变动,或队列成员的数量比较多且变动不大,资料比较整齐时,即一固定人群在一定时期内某病新发生例数(D)与时期开始总人数(N)之比(公式 13-2),也就是一般所说的发病率。随访期越长,则病例发生越多,所以 CI 表示发病率的累积影响。

$$CI = C/N \tag{13-2}$$

2. 发病密度(ID) 当队列是一个动态人群时,观察人数变动较大(因失访、迁移、死于他病、中途加入等)时,应该用发病密度来测量发病情况。

发病密度是一定时期内的平均发病率。其分子仍是一个人群在期内新发生的例数(D),分母则是该人群的每一成员所提供的人时的总和。所谓人时(PT),是观察人数乘以随访单位时间的积,单位常用"人年"。例如 100 人年可来自 100 人观察一年,或 50 人观察 2 年,或 200 人观察 0.5 年。

$$ID = D/PT \tag{13-3}$$

队列研究发病密度资料整理表如表 13-1 所示。

表 13-1　队列研究发病密度资料整理表(动态人群)

组　别	发病人数	人年数	发病密度
暴露组	a	PT_1	a/PT_1
非暴露组	c	PT_0	c/PT_0
合　计	$a+c$	PT	$(a+c)/PT$

人年数的算法:①固定人群,即封闭人群,人年数是每一个成员的具体观察年数的总和。每一成员的观察年数是从观察开始算起到终点事件出现或研究结束时经过的年数(月数、周数、以至日数均可折算为年数);②动态人群,如果不知道每一成员进入与退出的具体时间,就不能直接计算人年数。但如随访期间人数与年数基本保持稳定,则可用平均人数乘以观察年数得到总人年数。平均人数取相邻两时段人数之平均数或年中人数(见表 13-2)。

表 13-2 中列出两个年龄组在不同年度内的观察人口数,不满一年的折算成年数。以上一年 2001 年 11 月 1 日观察的人数,加上新进入的人数再减去次年内所有死亡、迁出、失访人数的总和,就得到 2002 年 11 月 1 日的观察人数。两个人数之和除以 2 就得到该年内暴露人年数,依次类推可求得各年的暴露人年数。例如 35～44 岁组的人年数为:(8886＋9149)÷2＋(9149＋9286)÷2＋(9286＋9414)÷2＋(9414＋9710)÷2＋(9710＋9796)÷2×5/12＝41211 人年,同理计算出 45～54 岁组 4 年 5 个月内合计暴露人年数 32156 人年。

表 13-2　人年数的计算

年龄	观　察　人　数						人年数
	2001.11.1	2002.11.1	2003.11.1	2004.11.1	2005.11.1	2006.4.1	
35～44	8886	9149	9286	9414	9710	9796	41211
45～54	7117	7257	7381	7351	7215	7191	32156
合计	16003	16406	16667	16765	16925	16987	73367

(二)率差异的假设检验

率差异的假设检验可用卡方检验。当样本量较大,样本率的频数分布近似正态分布时,也可用 u 检验。若两组的率差异有显著性,再进行联系强度的测量。χ^2 检验公式为:

$$\chi^2 = \frac{(ad-bc)^2 N}{(a+b)(a+c)(b+d)(c+d)} \tag{13-4}$$

$$\chi^2 = \frac{(|ad-bc|-N/2)^2 N}{(a+b)(a+c)(b+d)(c+d)} \tag{13-5}$$

如果 $N=a+b+c+d>40$,当理论数>5 时,用公式(13-4);理论数<5,但>1 时,用公式(13-5);如果 $N<40$ 或理论数<1 时,用精确概率法直接计算 P 值。

(三)联系强度的测量

1. 相对危险度(RR)　又称危险比或率比,即队列研究中暴露组的发病率(I_e)与非暴露组的发病率(I_u)之比,它是反映暴露与发病(死亡)之间联系强度的指标。

$$RR = I_e/I_u \tag{13-6}$$

如以死亡率为终点,则式中以死亡率代替发病率。RR 说明暴露组发病(死亡)率为非暴

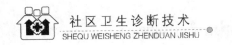

露组的多少倍。

相对危险度（RR）无单位，比值范围在 0 至 ∞ 之间。相对危险度的大小与联系强度的关系是（表 13-1）：

RR＝1，说明研究因素与疾病无联系。

RR＞1，说明两者存在正联系，研究因素是危险因素。

RR＜1，说明两者存在负联系，研究因素是保护因素。

表 13-3　相对危险度与疾病联系的强度

RR 或 OR		联系的强度	RR 或 OR		联系的强度
0.9～1.0	1.0～1.1	无	0.1～0.3	3.0～9.0	强
0.7～0.8	1.2～1.4	弱	<0.1	10.0～	很强
0.4～0.6	1.5～2.9	中等			

计算 RR 后，可计算其 95% 的可信区间，如可信区间不包括 1，则可认为研究因素与疾病有联系。RR 的 95% 可信区间计算公式如下：

$$RR_{上限}, RR_{下限} = RR^{(1 \pm 1.96/\sqrt{\chi^2})} \tag{13-7}$$

2. 归因危险度（AR）　又称特异危险度、超额危险度，即暴露组的发病率（I_e）（或死亡率）与未暴露组同种率（I_u）之差。它说明暴露组单纯由于暴露而增加或减少的发病概率。

$$AR = I_e - I_u \tag{13-8}$$

由于 $RR = I_e / I_u$，所以 $I_e = RR \times I_u$ 代入上式，得：

$$AR = RR \times I_u - I_u = (RR - 1)I_u \tag{13-9}$$

RR 与 AR 估计危险因素与疾病联系强度的含义不同，RR 说明个体暴露于危险因素下的患病概率是非暴露者患该病概率的多少倍，是反映病因学意义的一个指标。AR 则是说明暴露人群由于暴露于危险因素，使该人群增加的超额发病率。换句话说，如果该人群不再暴露于该危险因素，这部分超额发病率就不会发生。特异危险度是反映疾病预防和公共卫生学意义的一个指标。

3. 归因危险度百分比（AR%）

$$AR\% = (I_e - I_u) / I_e \tag{13-10}$$

将 $I_e = RR \times I_u$ 代入上式，得：

$$AR\% = \frac{RR - 1}{RR} \times 100\% \tag{13-11}$$

它说明在暴露人群中由于暴露于某因素所致发病或死亡数占该人群全部发病或死亡数的百分比，又称病因分值。

公式（13-11）的优点是不需要暴露组和非暴露组的发病率资料，仅知道 RR 就可计算 AR%。

4. 人群归因危险度（PAR）　归因危险度（AR）只说明由于暴露于某种危险因素而使该暴露人群增加的某病发病率或死亡率，而不能说明这危险因素对总体人群的危险程度。如果总体人群中暴露于所研究因素的比例很低，尽管暴露者发生该种卫生问题的特异危险度很高，但从整个人群来考虑，去除该因素后得到的预防作用也不会太大。人群归因危险度，则是总体人群中由于暴露于某因素所导致的发病率或死亡率，计算公式如下：

$$PAR = I_t - I_u \qquad\qquad (13\text{-}12)$$

式中：I_t 为总体人群某病发病率或死亡率，I_u 为非暴露组某病发病率或死亡率。

5. 人群归因危险度百分比（PAR%） 是总体人群中因暴露于某因素所致的发病率或死亡率占总体人群中该病总发病率或死亡率的百分比。计算公式如下：

$$PAR\% = (I_t - I_u)/I_t \times 100\% \qquad\qquad (13\text{-}13)$$

或 Levin 氏公式：

$$PAR\% = \frac{P_e(RR-1)}{P_e(RR-1)+1} \times 100\% \qquad\qquad (13\text{-}14)$$

式中：P_e 为总体人群中暴露于某因素的比例。

第三节　队列研究的优缺点

与病例对照研究相比，队列研究的优缺点是：

一、优　点

1. 研究人群定义明确，样本代表性较好，选择偏倚少。
2. 暴露与结局的信息不依赖回忆，信息偏倚小。
3. 可研究一种暴露与多种疾病的关系，并能了解疾病的自然史。
4. 暴露资料较可靠，可直接计算发病率（死亡率）及危险度。
5. 暴露与疾病的时间关系容易确定，可用于验证病因假设。

二、缺　点

1. 所需样本大和长期随访，费人力、物力。
2. 有关暴露或结局信息的判断可能发生偏倚，如判断有病为无病，或判断无病为有病。常见的是测量时仪器不精确，检测技术不熟练，医生诊断偏严或偏松等。
3. 不适用于罕见疾病，因为所需的样本量很大，难以做到。
4. 由于研究时间长，容易失访。不同的单位研究人员长期随访对象时，诊断标准和方法可能会发生改变。
5. 每次只能研究一个因素。

第十四章　社区干预试验

第一节　实验研究

一、含　义

实验研究是流行病学研究方法的一个重要研究类型,它是按随机分配的原则将研究对象分为研究组与对照组。将某种干预措施施予研究组,并给对照组以安慰剂,同时追访并比较两组的结果,以判断干预措施的效果。它的最大用途就是能强有力地检验各种类型的假设。由于设计严格,采取随机化分组,盲法收集资料等措施,因而结果可信。

按照研究对象和研究场所的不同,学者们将流行病学实验研究分为临床试验和现场试验两种主要的研究类型,现场试验又分为社区干预试验和个体试验。

二、基本原则

1.随机化　首先,适宜的有代表性的研究对象要采用随机抽样的方法来选择,只有这样才能保证研究所得到的结果具有可推广性。此外,在进行实验分组时,也要采用随机化的方法来确定,使它们除了处理因素不同外,其他的非处理因素具有较好的可比性,以保证研究结果的真实性。再者,哪组被施加干预措施即实验组和对照组的确定也是随机的。

2.对照　设立对照的目的是为研究的试验组提供一个可资比较的基础,以排除非处理因素对研究结果真实性的影响。

3.盲法　所谓的盲法,是指使研究者或研究对象不知道研究的分组情况,也就是说不知道到底哪些研究对象被施加了干预措施。盲法的应用可以有效地减少或消除研究者或研究对象主观因素对结果的影响。通常,盲法有以下几种类型:

(1)非盲:也称公开试验,即研究者和研究对象均知道分组情况。有些研究是一定要用非盲法的,如评价手术治疗效果时,对照组不可能使用假手术来掩饰。公开试验的优点是易于实施,易发现试验过程中出现的问题,并能及时处理。它的主要缺点是易产生研究者和研究对象主观因素所产生的偏倚。

(2)单盲:即研究者或研究对象有一方不知道研究的分组情况。它的优点是易于实施,可有效地避免研究者或研究对象主观因素所产生的偏倚。

(3)双盲:即研究者和研究对象均不知道每个研究对象的分组情况。需要由第三者来设计、安排整个试验,这种方法多用于药物试验。优点是可以避免研究者和研究对象主观因素所造成的偏倚。缺点是方法复杂,较难实施。在应用双盲法时,应有完善的监督办法和系统,并有周密的措施以应付盲法一旦被破坏时出现的问题。

（4）三盲：是双盲试验的扩展，是指研究者、研究对象及资料分析人员均不了解研究分组情况，能更客观地评价反应变量。其优缺点与双盲法相似,在资料处理阶段产生的副反应,有时很难及时处理。

三、特　点

流行病学实验研究具有以下几个显著的特点：

1. 必须设立可资比较的对照组。

2. 研究对象必须是总体的随机抽样人群,并随机分配到实验组和对照组中去。

3. 干预措施是人为施加的。

4. 研究方向是前瞻性的,即是从"因"到"果"的研究。

5. 大多数的研究均采用盲法收集资料。

流行病学实验研究与描述性研究和分析性研究相比,检验假设的可靠性和真实性都很强。

四、优缺点

1. 优点

（1）研究者可以按照研究设计,对所选择研究对象的条件、暴露、干预措施人为控制,对结果可以进行标准化评价。

（2）通过随机分组,将研究对象随机地分到试验组和对照组中去,平衡了试验组和对照组中已知的和未知的混杂因素,从而提高了两组的可比性。

（3）由于试验组和对照组研究时间同步,外部因素的干扰对两组同时起作用,故外部因素对结果影响较小。

（4）由于采用了严格的试验设计和原则,时间是前瞻性的,因此可以验证因果关系。

2. 缺点

（1）设计和实施较为复杂。

（2）由于对研究对象的条件严格控制,因而对一般人群缺乏代表性,影响实验结果推论到总体。

（3）由于研究对象是人,对象的依从性不易保证,有时还会发生医德方面的争议。

第二节　社区干预试验

一、社区干预试验的概念

社区干预试验是现场试验的一种扩展,是以一个完整的社区或行政区域为基本单位,以人群为研究对象,对某种预防措施或方法的效果进行考核或评价所开展的实验观察。在社区干预试验中,接受某种处理或干预措施的基本单位是整个社区,或某一特征的人群,如幼儿园、学校、工厂等。在实验过程中,研究者通常需要选择两个社区,对其中一个社区施加干预措施,而另一个社区作为对照,然后追踪观察两个社区人群某种疾病的发病率或死亡率有何差别,从而判断干预措施或方法的效果。社区干预试验还可以通过观察改变环境条件或某些不良行为习惯等以消除某种可疑病因后疾病发病或死亡的变化情况,从而进一步来验证这些因素的致病作用。图 14-1 表示本研究的原理。

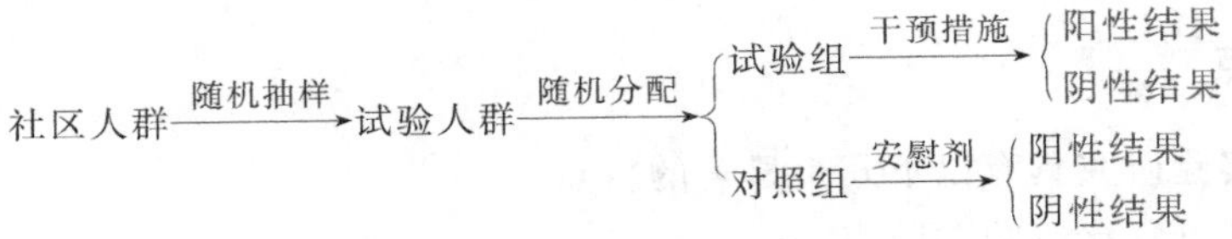

社区人群 ——随机抽样——→ 试验人群 ——随机分配——→ 试验组 ——干预措施——→ {阳性结果 / 阴性结果}
　　　　　　　　　　　　　　　　　　　　　　　对照组 ——安慰剂——→ {阳性结果 / 阴性结果}

图 14-1　现场试验设计原理

社区干预试验的特点:

1.社区干预试验是非随机对照的现场试验。干预措施所涉及的对象不是单个个体,而是社区中的人群,是以整个社区人群为基础给予干预措施,在社区人群中进行现场试验,要做到完全随机分组难度很大,条件不易控制。

2.研究现场是社区。因为实际情况不允许对研究对象做随机分组或很难进行随机分组,所以只能对整个社区实施干预措施。

3.常用于对某种预防措施或方法的效果进行考核或评价。

4.为了评价预防措施或方法的效果,要进行两组比较。虽然社区干预试验不做随机分组,但通常仍需设立非随机对照组,也可不设立同期对照组,可以将研究结果与国内外同类研究进行比较,或与干预试验前的结果比较。

二、社区干预试验设计的组成部分

社区干预试验一般包括以下几部分内容:

1.制定干预目标　目标是研究项目预期达到的收益或将要解决的问题,是评价试验成败的标准。干预目标包括主要目标、中期目标和具体目标。

主要目标应该根据社区实际的和认识到的健康需求来决定。一般情况下,通过社区诊断确定该社区的常见病和影响人群健康的最严重疾病为社区干预的主要目标,采取综合干预措施,提高整个社区人群的健康水平。

中期目标是减少已确定的危险因素在人群中的水平,对已知的危险因素采取综合干预措施,降低人群的发病率。

具体目标根据工作内容的不同可分为工作目标、行为与危险因素目标及疾病目标。要求这些目标是可测量的、可定量的。工作目标是为提高社区人群的整体健康水平而制订的长久的健康工作计划;行为目标是采取干预措施后,目标人群在认知、行动、生活习惯等方面所发生的变化和变化程度;疾病目标是指对重大的疾病采取综合干预措施后,人群健康改善的程度。

社区干预目标确定后,根据干预目标制订详细的工作计划,包括干预的人群、干预的措施、干预措施实施的方式、干预的时间、干预的效果等。要注意计划中的干预措施尽可能简单、可操作性强,干预的效果应该是显而易见、容易评价的。

2.干预计划的实施　根据干预的目标和制订的干预计划开展工作。但是在具体操作过程中,可以根据实际情况对社区中出现的未预见到的问题做出适当调整。此外,在项目实施前,应对参与项目的有关人员进行培训,使其了解开展此项干预的意义,并掌握相关的标准;在项目实施过程中,应保证足够人力、物力和财力,尽可能动员社区所有相关人员共同参与,并争取必要的政府支持和媒体的参加,以促进工作的顺利开展。

3.干预措施效果的评价　根据干预措施最终要达到的目标,制定客观的评价标准。评价应贯穿于项目开展的整个时期,在项目进行的不同阶段,采取不同的方式、应用不同的指标对项目进行情况和干预措施的效果进行评价。

4.结果总结　社区干预项目结束后,对项目实施过程中收集到的资料进行整理和统计分析,最后确定干预措施的效果。在总结结果时,要形成文字材料,即撰写总结报告或研究论文,总结干预措施是否改变了目标人群的行为、是否降低了危险因素的存在数量、干预后与干预前疾病的发病率或死亡率相比是否降低、人群的总体健康状况是否改善。此外,还可探讨人群行为改变和危险因素的减少是否与有关疾病的发病率和死亡率的变化有关等。

三、社区干预试验的设计原则和注意事项

社区干预试验是一项较大的系统工程,涉及大量的人力、物力,而且需要较长的时间,如果没有科学严谨的实验设计,则很难得出客观真实的结果,因此在干预试验前,要做好实验设计。

(一)设计原则

1.干预的目标要明确,设计方案中的每一步要具体。

2.干预措施要具体,可操作性强,干预措施的实施要有针对性,而且保证对人安全、无害。

3.人群的选择要与干预措施相对应,还要考虑人群对干预措施的可接受性。

4.随访的期限,应该以出现某种可测量的结果为期限。

5.干预效果的评价指标应客观、特异、易观察,最好能定量观察。

6.资料收集后,根据资料的性质选择相应的统计学方法进行分析处理。

7.符合伦理,现场干预试验的对象是人群,所以必须考虑伦理问题,整个实验要符合赫尔辛基宣言中的伦理问题。

8.经济有效,在干预试验实施中,应本着经济、有效的原则,尽可能用较少的费用获得较大的利益。

(二)设计与实施

1.研究现场的选择　应根据研究目的来选择合适的研究现场,通常在选择现场时应该注意以下几方面的因素:

(1)所进行试验的单位或社区人口应相对稳定,流动性小,人口的数量和特征能满足研究的要求。

(2)在进行预防措施效果评价时,应选择具有较高而稳定发病率的地区,以保证在试验结束时,试验组有足够的病人,便于进行流行病学效果评价。同时在研究期限内没有试验以外的干预措施干预与混杂。

(3)应具有一定的医疗条件,卫生保健机构健全,各种常规登记记录较为完善。

(4)当地领导重视,政府支持,群众的依从性高。

2.研究对象的选择　研究对象是指从符合研究要求的一组人群中随机抽取的一个样

本。研究对象是根据研究目的确定的。其选择应根据一定的原则,主要包括:

(1)从干预可能有效的人群中选择研究对象。

(2)选择预期发病率较高的人群作为研究对象。

(3)已知干预措施对其有害的人群不能作为研究对象。

(4)选择高依从性的人群作为研究对象。

3.样本量的估计　具体请参阅有关流行病学专著。

4.随机化选择研究对象　常用的随机化分组的方法有以下三种:

(1)简单随机分组:可将选取的研究对象,用抽签或使用随机数字表的方法,将研究对象随机地分成试验组和对照组。

(2)分层随机分组:先按照研究对象的特征,如年龄、性别、病种、病程等可能产生混杂作用的因素将研究对象分层,再在每个层中将研究对象随机地分为试验组和对照组。

(3)整群随机分组:以家庭、学校、医院、乡村、街道、社区等为单位,随机地将各个单位分成试验组和对照组。

5.试验的人为干预措施　为了便于操作和结果分析,干预措施应尽可能简单;但如果为了得到更好的干预效果,减少病因的致病作用,最终降低或控制疾病的发病率、减少人群的死亡、提高人群的寿命和生活质量,干预措施可以综合应用,如改水、改厕、污水治理、改善环境卫生、加强劳动防护、健康教育等。社区试验因涉及面广,参加人员多,在实施时应特别谨慎。一般认为,人为的干预措施应符合下列条件:

(1)安全:社区干预试验属试验性研究的一种,它必须对研究群组施予干预措施。这种措施应首先保证对人安全、无害。安全性的评价可基于动物实验、个别的人体试验及小规模的人群试验等资料,也可根据预试验的情况来确定。

(2)符合伦理:社区干预试验的研究对象是社区人群,所以必须考虑伦理问题,原则上包括几方面内容:

1)试验必须符合科学原理,具备良好实验室条件、动物实验基础及充分的科学文献知识。

2)试验计划必须通过医学伦理的审核。

3)要求试验对居民产生的利益大于社会和科学研究的利益。

4)居民有权同意或拒绝参加研究。

5)试验中一旦发现存在危害性超过所获利益,应该立即终止试验。

在现场研究计划中应包括"征得研究对象同意"这一项内容,并注明其同意方式应是书面同意或口头同意。所进行的研究应在得到研究对象同意之后方能开始。

(3)可接受性:任何一项干预措施的实施,应考虑到群众的可接受性。影响可接受性的因素很多,如该措施的副作用、研究人员的态度以及对研究的认识等等。为了提高研究对象的依从性,应该努力做好各个环节的工作。

(4)简便易行:社区干预试验为大样本的人群研究,不易开展操作复杂的检测工作,加之经费、时间的限制,要求所实施的措施简便易行。

(5)经济:任何一项试验研究都有其固定的经费。在研究中,所实施措施的选择应本着有效、经济的原则,尽可能用较少费用获得较大的利益。

6.观察指标的确定　社区干预试验多用于验证假设和评价效果,观察指标的选择尤为

重要。首先应明确界定观察指标的定义、范围,并进行标准化。所选择的观察指标应符合下列要求:

(1)特异性:观察指标应具有相对高的特异性。

(2)要有时间界限:观察指标应有明确的时间界限。

(3)可测量性:观察指标应能测量。一般认为,定量指标优于定性指标,对于定性指标也应尽可能地量化。

(4)可重复性:观察指标所测量的现象必须能重复出现,而不是偶然现象。

7.干预后的随访 干预措施实施后的效果,应在随访后确定。根据随访收集得到的数据,通过统计分析可确定干预措施是否达到预期的效果,如疾病的发病率或死亡率下降。此外,还要考虑随访的结局是否能被准确地记录,由于社区干预试验涉及人群众多,所以很难像临床试验那样做精细的随访记录,而需要建立社区登记系统来收集干预措施效果的资料,如人口学资料、发病或死亡资料等。一般情况下,如果通过综合干预减少病因的致病作用,以疾病的发病率或死亡率降低作为随访结局时,观察的时间应该长些,避免出现假阴性结果。

8.社区干预试验常用的指标 根据干预措施的种类和作用的结果不同,评价干预措施效果的指标也各异,常用的指标有发病率、患病率、死亡率、行为改变率等。

9.资料的分析方法 从上述社区干预试验常用指标可以看出,社区干预试验常用发病率、患病率、死亡率等频率指标进行统计描述,因此对这些相对数进行比较时应注意,必要时需进行标准化处理,即计算标准化率,这样就可以消除社区之间因人口构成不同所产生的偏倚。

(三)社区干预试验设计时注意的问题

社区干预试验设计的类型可以采取真实验(平行随机对照实验)和类实验设计方案。

1. 真实验 如果社区内的人群能分成两部分,可采取平行随机对照设计方案,将干预人群随机分成两组,一组施加干预措施,另一组施加对照措施,然后追踪观察两组人群的结局。此种实验设计得出的结果真实可靠,但设计和操作比较复杂。

2. 类实验 一个完整的社区研究应具备实验性研究的四个基本特点,即设立对照、随机分组、人为干预、前瞻追踪。如果一项试验研究缺少其中任何一个特征,这种实验就被称为类试验。

这种方法在现场研究条件不易完全控制时较为常用。如本社区内的人群无法分为两部分,不能开展平行随机对照实验,可以采用类实验设计方案。而且,在干预措施实施的过程中也可以不设同期对照,当研究结束后,将此次的研究结果与干预前的结果或国内外同类研究结果进行比较。此种实验设计简单,但有时欲比较的结果和本次研究的可比性差。

四、社区干预试验的适用范围

目前社区干预试验主要用于以下几方面,通过采取适当的干预措施减少疾病的发生,提高人群的健康水平。

(一)评价预防措施的效果

干预措施在群体基础上应用,通过供水或食物施加于整个社区,来预防某些疾病的发生。如:水中加适量氟预防龋齿,食盐中加碘预防地方性甲状腺肿,改善供水设施降低水中

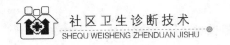
氟预防地方性氟中毒等。

(二)评价媒介生物控制的效果

媒介生物控制措施常常是针对环境的预防性干预措施,需要评价的措施包括:杀虫剂的新配方和新的使用方法;防制媒介生物的新的、改良的生物制剂;减少媒介生物滋生地的工程技术;社区参与消除媒介生物繁殖场所和开展诱捕技术;为减少媒介生物的接触而对住房和纱窗等屏障的改进及多种方法综合应用的新策略。

(三)评价健康教育的效果

有些干预措施是通过教育和宣传手段去改变人们的行为以控制疾病的发生。例如,通过健康教育提高安全套的使用率、减少人群的吸毒率,以控制艾滋病的发生等。为了有效地控制疾病,几乎所有的健康教育都必须制定相应的、人们可以接受的措施,通过这些措施的实施试图改变人们的生活方式,从而达到健康教育的目的。

(四)评价环境改变

许多最为有效的控制传染病、地方病或职业病的方法都涉及环境改变。通过改变环境,减少病原体的传播和环境致病因素的存在。例如通过沼泽地排水,清除临时积水降低蚊蝇的密度;改水、改厕提供清洁水和改善食品储藏;治理污水减少环境污染等。几乎所有的改变环境的措施都需要采取综合干预措施,包括健康教育。通过干预既要改变环境因素,还要改变人群的某些生活方式。

第十五章 疾病监测

第一节 疾病监测的概念

疾病监测是公共卫生监测的重要组成部分,是制定疾病防制策略和措施的基础。疾病监测的概念是:长期、连续、系统地收集疾病的动态分布及其影响因素的资料,经过分析将信息上报和反馈,以便及时采取干预措施并评价其效果。通过疾病监测获得的信息,可为制定疾病预防与控制策略和措施、评价措施的效果提供依据。疾病监测定义反映了几个基本特征:

1. 是连续、系统地收集资料,不是一次性调查,以发现疾病的分布特征和流行趋势。

2. 疾病监测的范围不仅是对疾病的发生和死亡进行监测,还应扩大到与疾病和健康的相关问题上,这样才能适应公共卫生的需要。

3. 只有把收集的有关疾病监测原始资料经过整理、分析、解释后,才能转化为有价值的卫生信息。

4. 只有把卫生信息及时反馈给有关部门和人员使其得到充分利用,才能达到疾病监测的目的。

社区在开展疾病监测工作的同时,可对其他公共卫生问题进行全方位的监测,以了解整个社区的公共卫生问题,便于卫生行政管理部门制定相应的政策,如,食品卫生监测、营养监测、食物中毒监测、环境卫生监测、公共场所卫生监测、化妆品卫生监测、职业病与损伤监测、劳动环境监测、个体接触监测、水体卫生监测、土壤卫生监测、农作物卫生监测、放射性监测、事故监测、儿童少年生长发育监测、消毒效果监测、卫生用品监测、消毒杀虫用品监测、老鼠和蚊蝇密度检测等等。

第二节 疾病监测系统

疾病监测作为一种具体手段,其最终目的是预防和控制疾病,提高人群健康水平。目前许多国家都设有专门的组织机构从事疾病监测工作,如美国和中国的疾病预防控制中心等。

一、疾病监测系统的种类

我国的疾病监测系统主要有以下三种:

1. 以人群为基础的监测系统　此类系统以人群为现场开展工作,如我国的法定传染病报告系统、疾病监测点监测系统。法定传染病报告系统的作用是从宏观上监测主要传染病病种的动态变化,并有传染病防治法和强制性的规章制度作保障,是我国最基本、最主要的传染病监测系统。在传染病防治法中规定了管理传染病的类别和病种,并实行疫情报告制度。

如果利用监测点为基础的监测网(监测点监测系统)来代替全国范围的常规监测系统,尤其当监测网具有充分的代表性时,该系统是一种简单、灵活、准确性高、耗费低、效率高的监测方法,可弥补常规监测系统的缺陷。

2. 以医院为基础的监测系统 该系统以医院为现场开展工作,主要是对医院内感染和病原菌耐药进行监测的系统以及出生缺陷监测系统。我国有组织的医院内感染监测开始于1986年,由中国预防医学科学院流行病学研究所牵头,现已建立了由百余所医院参加的监测系统,每月上报、反馈医院内感染与病原菌耐药性信息。

3. 以实验室为基础的监测系统 此类系统主要利用实验室方法对病原体或其他致病因素开展监测,例如,我国的流行性感冒监测系统,它不但开展常规的流感病毒的分离工作,而且有信息的上报、流通和反馈制度。

除以上综合监测报告外,还有各种传染病及非传染病的单病监测系统,例如脊髓灰质炎、出血热、伤寒、腹泻等传染病的监测系统,以及肿瘤、心血管疾病、出生缺陷、流产、药物反应等非传染病的监测系统。

二、疾病监测系统的功能

通过疾病监测系统了解某种疾病或公共卫生事件的现状及动态变化,以帮助医疗卫生部门解决如下问题:

1. 确定主要的卫生问题 通过疾病监测了解社区内疾病和死亡情况,确定优先解决的重点,将影响该社区人群健康的重大疾病作为优先处理和解决的重大卫生问题。

2. 查明异常情况的原因 在疾病监测过程中,若发现疾病的分布出现异常变化时,有必要开展流行病学调查来查明引起变化的原因,并采取相应的预防和控制措施。

3. 预测疾病流行趋势 通过动态观察疾病的发展趋势,可预测疾病的流行规模,以便及时制定相应的对策,并估计未来的卫生服务需求。

4. 确定疾病的危险因素和高危人群 为了更好地预防和控制疾病,在进行疾病监测时,除了描述疾病发生的表面现象,尽可能分析与疾病发生有关的种种暴露因素。此外,在社区内开展疾病监测,在了解疾病动态变化的同时,还可帮助确定高危人群。

5. 评价干预效果 通过连续、系统的疾病监测工作可掌握疾病发生发展的变化趋势,以此来评价干预策略及措施的效果。

第三节 疾病监测的方法与内容

疾病监测工作是一个有步骤、有秩序的过程,主要包括收集资料、分析资料、反馈信息、利用信息四个基本环节。因疾病监测工作的质量与收集到的资料质量密切相关,所以在疾病监测工作中要保证收集到高质量的资料,即具有可靠性、完整性、系统性的资料。

一、常用的疾病监测方法

1. 被动监测　下级单位按照常规向上级单位报告监测数据和资料,而上级单位被动接受,称为被动监测。医疗机构按照国家要求进行的法定传染病报告即属于被动监测的范畴。

2. 主动监测　根据特殊需要,上级单位亲自专门调查或要求下级单位严格按照规定尽力调查收集资料,或者本单位开展的某项专门调查,称为主动监测。我国疾病预防控制机构开展的传染病漏报调查,以及按照统一要求对某些传染病、非传染病和某些疾病的高危人群进行重点监测等均属于主动监测的范畴。可见主动监测的质量明显优于被动监测。

3. 常规报告　常规报告是指国家和地方常规报告系统,要求由基层卫生人员来完成。由于报告的病种很多,涉及面广,漏报率高和监测质量低是不可避免的。但作为一种很普遍的监测技术,常规报告仍然能够获得一些重要的、有价值的信息。

4. 哨点监测　对某个特定的人群(即哨点人群)进行定点、定时、定量的监测,这种监测系统称为哨点监测。该方法具有花费少、效益高的特点。例如,我国的艾滋病哨点监测系统,到 2007 年底已建立了 393 个国家级哨点,覆盖 31 个省(自治区、直辖市),设立省级 HIV 监测哨点 458 个,对 8 类监测人群进行抽样检查 HIV 感染情况,由此可大致了解我国艾滋病的感染状况和发展趋势。

5. 无关联匿名监测　利用为其他目的所收集的资料,在不识别个人的情况,也即不作任何标记下开展监测,称为无关联匿名监测。监测目的不是为了发现病例,而仅仅是了解人群中疾病(或其他卫生问题)的流行状况。例如,在某个人群健康体检时需采血做 HBsAg 检测,同时利用这批血样再做 HIV 抗体检测,但不去识别个人,只是去了解该人群中 HIV 感染率。

6. 记录连接　把两个来源不同的资料连接起来进行分析,组成一个新的信息的过程,称为记录连接。例如,在出生资料中没有关于未来发病或死亡的记录,而在婴儿死亡资料中也没有既往有关出生体重的记录,但如果把两类资料连接起来分析,可以获得不同出生体重婴儿的死亡率。

7. 地理信息系统　是处理和显示反映空间数据的计算机应用软件系统,即把地理分析功能和数据库操作集合在一起,产生地图所特有的视觉化功能。可用来分析疾病的分布特征、环境对疾病的影响等。

8. 症状监测　也称为综合征(症候群)监测,是指通过连续、系统地收集和分析特定临床症候群发生频率的数据,从而对特定疾病的发生或流行进行早期探查、预警和做出快速反应的监测方法。症状监测的目的是在疾病被确诊并通过常规系统报告前,获得有关疾病的重要预警信息,以便及时采取应对措施。

二、疾病监测的内容

1. 传染病监测　不同国家规定的国际监测病种有所不同。世界卫生组织(WHO)将疟疾、流行性感冒、脊髓灰质炎、流行性斑疹、伤寒和回归热列为国际监测的传染病。我国根据国情又增加了登革热。根据艾滋病的疫情情况,我国卫生部又加入了艾滋病,并将以上 7 种传染病列为我国国境口岸检疫监测的传染病。我国《传染病防治法》将法定传染病分为甲、乙、丙三类共 39 种,实行分类管理。

传染病监测的主要内容包括：①监测人群的基本情况：即了解人口、出生、死亡、生活习惯、经济状况、教育水平、居住条件和人群流动的情况。②监测传染病在人、时、地方面的动态分布，包括做传染病漏报调查和亚临床感染调查。③监测人群对传染病的易感性。④监测传染病、宿主、昆虫媒介及传染来源。⑤监测病原体的型别、毒力及耐药情况。⑥评价防疫措施的效果。⑦开展病因学和流行规律的研究。⑧传染病流行预测。

2. 非传染病监测　由于疾病谱的改变，疾病监测的范围已扩大到了非传染病，监测内容根据监测目的而异，包括恶性肿瘤、心脑血管疾病、精神病、职业病、出生缺陷、吸烟与健康、流产，还有营养监测、社区和学校的健康教育情况监测等等。

对慢性非传染病的监测内容包括：①群体中慢性病的发病和死亡水平的变化情况。②慢性病发生的主要危险因素的水平。③支持人们行为改变的政策、媒体导向和支持措施等社会环境因素的变化情况。

3. 行为危险因素监测　随着社会的发展，慢性病、伤害、性传播疾病等已逐渐成为影响人类生命健康的主要卫生问题。由于这些疾病的发生都与个人生活行为有着密切的关系，所以监测的内容不仅包括发病和死亡，而且还包括行为因素，如吸烟、酗酒、吸毒、性乱行为、不遵守公共道德等，根据疾病监测的结果制定相应的疾病预防控制策略和措施。行为危险因素监测现已成为疾病监测的一个重要组成部分，越来越多的国家建立了本国的行为危险因素监测系统。美国疾病控制中心早在 1984 年就建立了行为危险因素监测系统，该系统运用随机抽取电话号码进行电话调查的方法，每月调查 100 名成年人，收集与慢性病、伤害和可预防的传染病等有关的资料，包括吸烟、饮酒、使用汽车安全带、合理营养、体力活动等情况。

三、疾病监测的步骤

疾病监测包括三个基本步骤：

1. 收集资料　包括：①人口学资料。②疾病发病和死亡的资料。③实验室检测资料，如血清学检查、病原体分离等资料。④危险因素调查资料，如职业暴露等。⑤干预措施情况，如食盐加碘、生物制品及药物应用的记录资料。⑥人群专题调查报告资料，如暴发调查。⑦其他有关资料，如对肾综合征出血热等人畜共患病，要收集动物宿主及媒介昆虫的分布资料。

2. 资料分析和评价　包括核实、整理原始资料，利用统计学方法计算有关指标以及对其进行解释、评价。

3. 反馈和利用信息　将所收集的资料和分析结果及时上报给卫生行政部门及其领导，反馈给下级监测机构及其工作人员，反馈给有关的医疗卫生机构及其专家以及社区及其居民。监测信息流通使有关人员能快速获得相关信息，便于及时提出主动监测方案，或对重要疫情作出迅速反应，为制定预防控制疾病的策略和措施提供依据，也有利于科研人员明确工作重点和研究方向，进一步开放利用信息，使信息产生最大效益。这是疾病监测的最终目的。监测信息可以定期发放，例如 WHO 的《疫情周报》、美国 CDC 的《发病和死亡周报》和中国预防医学科学院的《疾病监测》等。

第四节　我国疾病监测工作开展概况

　　我国法定传染病疫情报告及反馈系统建于 1950 年,是最重要、最基本的传染病宏观监测系统。20 世纪 70 年代后期,西方国家疾病监测的概念开始传入我国。自 1978 年开始,我国陆续建立了流行性感冒、流行性乙型脑炎、流行性脑脊髓膜炎、副霍乱、肾综合征出血热、鼠疫、钩端螺旋体病等单病种的监测系统。1979 年在北京、天津开展疾病监测试点。1980 年我国建立了长期综合疾病监测系统,开展了以传染病为主并逐渐增加非传染病的监测工作。到 1988 年该系统的城乡监测点共达 71 个,此为第一个阶段,监测点是自愿参加的,缺乏代表性。1989 年初提出了第二阶段疾病监测总体设计方案的原则,即按分层整群随机抽样的方法,在全国不同类别的地区,按真实人口分布建立 145 个监测点,对监测人群的出生、死亡、甲乙丙三类法定传染病的发病、儿童计划免疫的接种情况进行监测。1990 年 1 月 1 日起开始执行的传染病为主的四卡、四册登记报告制度,即出生报告卡、册,死亡报告卡、册,甲、乙、丙类传染病报告卡、册,以及计划免疫报告卡、册。部分点进行了"居民健康档案"的建档工作。监测点基本资料的收集、分析、报告和反馈形成了一整套行之有效的工作程序。目前不仅利用这个监测系统收集传染病的基本资料,如传染病报告及漏报调查、传染病发病率和死亡率、疫情预测和暴发调查等;该监测系统的研究内容还扩展到主要慢性非传染性疾病死亡情况、婴儿死亡率、死因分析、意外死亡、期望寿命和其他人口学资料,吸烟与健康、饮水与健康和居民营养状况等,以及干预的成本效益分析和社区卫生服务评价等。

第十六章 SPSS for Windows 实习

第一节 数据文件的建立

【例 16.1】 某地进行高血压危险因素的病例调查研究,共调查了 114 个研究对象,其中病例 52 人,对照 62 人。调查内容包括性别、年龄、甘油三酯、腰围、身高、体重、是否饮酒等。其原始数据如表 16-1 所示。

表 16-1 高血压危险因素病例对照研究

编号	性别	年龄	甘油三酯	腰围	家族史	饮酒	身高	体重	是否病人
1	男	71	0.89	73.5	有	不饮	166.5	55.5	否
2	男	71	1.91	89.6	无	不饮	177.0	79.1	否
3	男	67	1.44	98.0	无	饮酒	161.5	67.0	否
4	男	65	1.09	66.0	无	不饮	171.0	51.0	否
5	男	63	1.32	79.5	无	饮酒	170.0	63.0	否
6	女	63	3.00	58.0	有	不饮	158.2	42.5	否
7	女	61	1.49	76.4	无	不饮	162.2	57.5	否
8	女	60	0.96	57.8	无	不饮	146.8	34.0	否
9	男	60	1.69	73.0	无	饮酒	160.0	52.0	否
10	女	58	1.16	71.7	无	不饮	155.3	49.0	否
11	男	58	0.96	75.5	无	饮酒	168.7	60.0	否
12	女	58	1.79	67.0	无	不饮	150.1	46.5	否
13	女	56	1.30	60.2	有	不饮	154.2	42.5	否
14	女	55	0.56	66.0	有	不饮	154.6	44.0	否
15	男	55	1.10	68.0	无	不饮	159.7	53.0	否
16	女	55	0.47	69.0	无	不饮	156.4	52.5	否
17	男	54	1.18	80.8	无	饮酒	166.2	61.6	否
18	女	53	1.00	67.0	有	饮酒	148.0	46.0	否
19	男	53	1.09	65.0	无	不饮	157.0	47.0	否
20	男	53	0.96	81.0	无	不饮	170.2	62.0	否
21	男	53	0.86	76.0	无	饮酒	165.8	55.0	否
22	女	53	1.54	86.0	有	不饮	158.0	64.5	否
23	男	52	1.12	64.0	无	饮酒	166.0	49.0	否
24	女	52	1.54	62.5	有	不饮	157.5	43.0	否
25	男	52	4.18	79.0	有	饮酒	156.0	58.0	否

续表

编号	性别	年龄	甘油三酯	腰围	家族史	饮酒	身高	体重	是否病人
26	男	52	0.87	87.0	无	饮酒	157.0	62.0	否
27	女	50	0.92	66.0	无	不饮	161.0	50.0	否
28	男	50	0.97	61.5	无	不饮	163.0	43.0	否
29	女	50	1.53	78.5	无	不饮	157.2	54.5	否
30	女	50	1.16	69.0	无	不饮	161.2	71.0	否
31	男	49	1.14	86.0	无	饮酒	163.5	66.5	否
32	女	49	1.58	78.0	有	饮酒	161.0	59.0	否
33	女	48	1.37	66.0	有	不饮	158.0	51.0	否
34	女	48	0.63	63.8	无	饮酒	158.2	50.5	否
35	男	48	0.89	88.5	有	不饮	172.0	74.5	否
36	女	46	2.49	72.5	无	不饮	159.5	56.0	否
37	女	45	1.22	73.0	有	不饮	156.5	47.5	否
38	男	44	1.03	68.5	无	不饮	167.0	49.5	否
39	男	44	1.23	84.0	有	饮酒	162.5	60.5	否
40	女	44	0.65	52.0	无	不饮	161.5	46.5	否
41	男	44	1.81	80.2	无	饮酒	169.6	63.8	否
42	男	43	1.27	86.0	无	饮酒	175.8	67.5	否
43	男	43	1.02	67.0	有	不饮	173.0	57.0	否
44	女	43	1.16	79.5	无	不饮	161.0	60.8	否
45	男	43	0.53	73.0	有	饮酒	159.5	51.0	否
46	男	42	0.60	69.0	无	饮酒	169.0	56.0	否
47	女	42	1.43	83.0	有	不饮	160.6	66.0	否
48	男	42	1.03	93.0	无	饮酒	175.9	75.0	否
49	男	41	0.85	76.0	无	不饮	168.5	60.0	否
50	女	41	1.33	82.9	无	不饮	155.6	61.0	否
51	女	41	1.20	72.3	无	不饮	152.1	47.9	否
52	男	40	0.59	72.0	无	不饮	172.8	65.0	否
53	女	40	0.92	94.0	无	不饮	165.5	78.0	否
54	男	40	0.95	78.0	无	饮酒	164.0	58.0	否
55	女	40	1.62	77.5	无	不饮	164.4	68.0	否
56	女	39	0.92	72.6	无	不饮	164.4	61.3	否
57	女	39	1.22	70.0	无	不饮	171.1	61.5	否
58	女	39	0.73	66.0	有	饮酒	151.3	40.8	否
59	女	39	0.50	62.5	有	不饮	148.5	48.1	否
60	女	38	0.98	71.4	无	不饮	159.1	52.9	否
61	女	38	0.72	62.0	无	不饮	157.0	47.5	否
62	女	38	0.91	62.0	无	饮酒	157.0	46.5	否
63	女	86	1.09	87.5	无	不饮	157.0	58.2	是
64	女	81	1.39	91.9	无	不饮	155.0	66.7	是
65	女	80	1.56	73.5	无	不饮	140.0	41.0	是
66	女	80	1.47	76.4	无	不饮	142.1	48.2	是
67	女	78	1.05	96.2	无	不饮	152.4	61.5	是

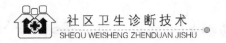

续表

编号	性别	年龄	甘油三酯	腰围	家族史	饮酒	身高	体重	是否病人
68	女	78	1.49	107.0	无	不饮	154.5	73.0	是
69	男	74	1.12	86.2	有	饮酒	176.5	72.1	是
70	男	73	1.17	76.0	无	不饮	170.0	64.5	是
71	男	72	1.35	82.0	有	不饮	168.6	60.0	是
72	女	71	0.50	61.9	无	不饮	146.0	40.3	是
73	女	70	2.51	62.4	无	不饮	148.5	40.0	是
74	男	68	1.74	74.5	无	饮酒	170.6	60.5	是
75	男	68	1.23	72.0	无	不饮	162.2	54.0	是
76	男	67	1.37	91.0	有	饮酒	169.0	72.0	是
77	男	67	0.89	65.0	无	饮酒	160.5	43.0	是
78	男	65	0.46	78.0	无	饮酒	166.1	60.1	是
79	女	65	0.74	96.0	无	不饮	159.0	69.0	是
80	女	65	1.10	69.3	无	不饮	157.0	52.4	是
81	男	65	1.91	92.5	无	饮酒	176.6	84.3	是
82	男	63	0.72	66.5	无	不饮	161.7	56.5	是
83	男	62	1.18	86.0	有	饮酒	167.6	65.0	是
84	女	62	1.78	86.2	有	不饮	153.0	63.4	是
85	男	61	1.22	83.7	无	饮酒	164.1	61.9	是
86	女	61	1.07	82.3	无	不饮	159.8	66.8	是
87	女	60	11.68	87.0	有	不饮	162.0	56.0	是
88	男	58	2.24	83.0	有	不饮	159.0	61.5	是
89	男	58	0.66	73.0	无	不饮	160.0	52.0	是
90	男	57	1.03	74.8	无	饮酒	164.8	64.1	是
91	女	57	1.43	88.0	有	不饮	159.5	62.0	是
92	女	56	2.27	83.0	有	不饮	151.5	60.5	是
93	男	56	0.97	84.5	有	饮酒	164.6	59.0	是
94	女	55	2.09	84.5	无	不饮	161.0	66.0	是
95	女	54	1.38	78.0	有	不饮	159.0	54.0	是
96	男	53	0.75	65.5	有	不饮	155.0	48.0	是
97	男	52	1.00	90.0	有	饮酒	171.0	68.0	是
98	男	51	0.83	74.5	有	饮酒	175.2	61.0	是
99	男	51	0.71	64.0	无	饮酒	163.3	51.0	是
100	男	51	0.73	74.0	有	不饮	167.4	56.0	是
101	女	50	0.86	79.5	无	不饮	159.5	57.9	是
102	男	49	2.10	94.0	无	不饮	178.0	83.0	是
103	女	49	0.84	89.0	无	不饮	160.5	74.0	是
104	女	49	1.14	84.0	有	不饮	155.0	60.0	是
105	男	47	0.94	92.0	无	饮酒	166.5	82.5	是
106	男	43	2.46	90.0	有	不饮	168.0	70.0	是
107	女	43	1.19	74.0	无	饮酒	154.0	52.5	是
108	女	43	1.67	81.0	无	不饮	158.2	62.0	是
109	男	42	2.10	91.7	有	不饮	167.7	79.5	是
110	男	41	1.01	80.0	有	饮酒	176.5	72.0	是
111	女	41	1.70	81.0	有	不饮	158.2	62.5	是
112	男	37	5.14	95.0	无	饮酒	175.0	86.0	是
113	男	36	0.86	81.0	无	不饮	178.0	69.0	是
114	女	35	1.10	65.8	无	不饮	160.7	49.2	是

(一)变量定义

SPSS 中的变量有 10 个属性,分别是:变量名(Name)、变量类型(Type)、变量长度(Width)、小数点的位数(Decimals)、变量名标签(Label)、变量值标签(Values)、缺失值(Missing)、列的显示宽度(Columns)、对齐方式(Align)、测量层次(Measure)。要定义一个变量时,至少要定义变量名和变量类型。其他属性可以定义也可以采用系统默认值。在数据窗口中单击"Variable View",进入变量窗口,即可对变量的类型、长度、小数点位数等进行定义。

1. 变量的命名

在系统默认的情况下,SPSS 中的变量名由多个字符组成。变量名的首字符必须是字母或汉字,后面的则可以是字符或数字。变量名不能与 SPSS 的保留字相同。SPSS 的保留字有 ALL、AND、BY、EQ、GE、GT、LE、LT、NE、NOT、OR、OT、WITH。系统不区分变量名的大写和小写,如 abc 和 ABC 被视为同一变量名。在 SPSS 中不能使用重复的变量名。高血压危险因素对照研究中的变量定义如表 16-2 所示。

表 16-2　变量定义

编号	性别	年龄	甘油三酯	腰围	家族史	饮酒	身高	体重	是否病人
id	sex	age	TG	waist	history	drink	height	weight	patient

2. 变量类型与默认长度

SPSS 中的变量有三种类型:数值型、字符型、日期型。在数据窗口中单击"Variable View"按钮,进入变量编辑窗口,单击"Type"列中某个变量所在的单元格,再单击此格中的按钮,进入"Variable Type"(变量类型设置)对话框,如图 16-1 所示。

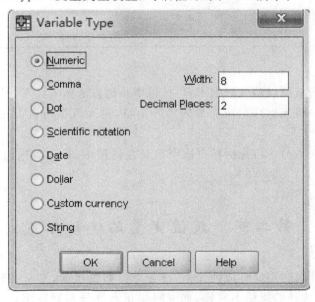

图 16-1　变量类型设置对话框

(1)数值型变量:数值型变量共分五种类型,并由系统给定默认长度。变量的长度是变量值所占的字节数,小数点和其他分界符也计算在内。

①Numeric：标准数值型变量，默认长度为8，小数位数为2。

②Comma：带逗号的数值型变量，默认长度为8，小数位数为2。显示时整数部分自左向右每隔三位用逗号作分隔符，用圆点作小数点。

③Dot：圆点数值型变量，默认长度为8，小数位数为2。显示时整数部分自左向右每隔三位用圆点作分隔符，用逗号作小数点。

④Scientific notation：科学计数法，默认长度为8，小数位数为2。对于数值很大或很小的变量可以使用科学计数法。输入时表示指数的字母可用E，也可用D，如123、1.23E2、1.23D2、1.23E+2。

⑤Dollar：带美元符号的数值型变量，默认长度为8，小数位数2。其值在显示时有效数字前面带有"＄"。

对于上述几种数值型变量，输入的小数位超过规定位数时系统自动四舍五入。

⑥Custom currency：自定义类型。

（2）日期型变量

Date：日期型变量。在SPSS中的日期型变量既可以表示日期，也可以表示时间。

（3）字符型变量

String：长度可以任意设置，默认长度为8。长度低于8的为短字符，大于8的为长字符。

（二）变量值的定义

变量值定义示例如表16-3所示。

表16-3　变量值定义

性别		家族史		饮酒		是否病人	
男	1	无	0	饮酒	1	否	0
女	2	有	1	不饮	2	是	1

（三）数据录入

定义了变量以后就可以输入数据了，可按以下几种方法输入：

1.按变量输入　将光标移至该变量的第一个格，输入数据后击Enter键使光标依次向下移动。

2.按个案输入（Case）　将光标移至该个案最左侧格中，输入数据后击Tab键或右移键依次向右移动。

第二节　数值变量的统计描述

数值变量的统计描述主要分成两步：一是正态分布性检验，二是统计描述指标的计算。根据资料是否正态，选择的指标不一样，如资料呈正态性分布则选用算术均数和标准差，如资料呈非正态分布则用中位数和四分位间距进行描述。统计指标计算的具体命令有三个：Frequencies：可以产生详细的频数表，还可以按要求给出某百分位点的数值；Descriptive：适用于正态分布资料；Explore：功能最强大，直接给出四分位间距和可信区间。

一、原始资料的统计描述

【例 16. 2】 某地某年测量了 100 名正常成年男子血清总胆固醇含量（mol/L），数据见表 16-4，请进行统计描述。

表 16-4　某地某年 100 名成年男子血清总胆固醇含量（mol/L）

3.37	4.79	5.10	4.77	5.32	4.50	5.10	4.70	4.44	5.16
4.37	6.25	5.55	4.56	3.35	4.08	4.63	3.61	4.97	4.17
5.77	5.09	4.38	5.18	4.79	5.15	4.79	5.30	4.77	4.40
4.89	5.86	3.40	3.38	4.55	5.15	4.24	4.32	5.85	3.24
5.85	3.04	3.89	6.16	4.58	5.72	4.87	5.17	4.61	4.12
4.43	4.31	6.14	4.88	2.70	4.60	6.55	4.76	4.48	6.51
5.18	3.91	5.39	4.52	4.47	3.64	4.09	5.96	6.14	4.69
6.36	4.60	5.09	4.47	3.56	4.23	4.34	5.18	5.69	4.25
6.30	3.95	4.03	5.38	5.21	7.22	4.31	4.71	5.21	3.97
5.12	4.55	4.90	3.05	5.20	4.74	5.54	3.93	3.50	6.38

1. 建立数据文件　取变量 CHO，定义为数值型，宽度为 8，2 位小数，录入数据，如图 16-2 所示。

	CHO
1	3.37
2	4.37
3	5.77
4	4.89
5	5.85
6	4.43
7	5.18
8	6.36
9	6.30
10	5.12

图 16-2　建立数据文件

2. 正态性分布检验　操作如下：

（1）在"Analyze"中选择"Nonparametic test"，点击"1-Sample K-S"，弹出如图 16-3 所示窗口。

（2）Test Variable List 框：选入变量（CHO）；

（3）Test Distribution 复选框组：选中 Normal 复选框，单击"OK"按钮，结果输出见表 16-5 所示。

表 16-5"Kolmogorov-Smirnov Z"是正态分布的统计量，Z＝0.791，"Asymp. Sig."为概率 P＝0.560，可以认为该资料呈正态分布。

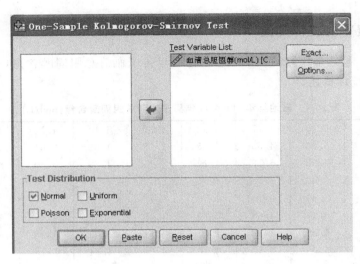

图 16-3　正态性检验对话框

表 16-5　**One-Sample Kolmogorov-Smirnov Test**

		血清总胆固醇(mol/L)
N		100
Normal Parameters[a]	Mean	4.7762
	Std. Deviation	.87016
Most Extreme Differences	Absolute	.079
	Positive	.079
	Negative	−.046
Kolmogorov-Smirnov Z		.791
Asymp. Sig. (2-tailed)		.560

a. Test Distribution is Normal.

3.统计描述　在"Analyze"中选择"Descriptive Statistics",点击"Descriptives",得到对话框,如图 16-4 所示,选变量 CHO 进入"Variable(s)"。

点击"Options",弹出"Options"对话框,如图 16-5 所示。

选项说明:均数(Mean)、总和(Sum);

Dispersion 复选框组:用于定义描述离散趋势的一组指标,分别是标准差(Std. deviation)、方差(Variance)、全距(Range)、最小值(Minimum)、最大值(Maximum)、标准误(S. E. mean)。

Distribution 复选框组:用于定义描述分布特征的两个指标,分别是偏度系数(Skewness)和峰度系数(Kurtosis)。最后是显示顺序。

点击"Continue"回到图,点击"OK",结果如表 16-6 所示。

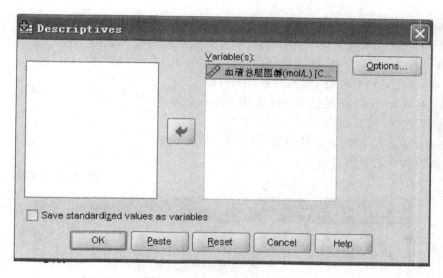

图 16-4 "Descriptives"对话框

表 16-6 **Descriptive Statistics**

	N	Minimum	Maximum	Mean	Std. Deviation
血清总胆固醇(mol/L)	100	2.70	7.22	4.7762	.87016
Valid N(listwise)	100				

二、频数表的统计分析

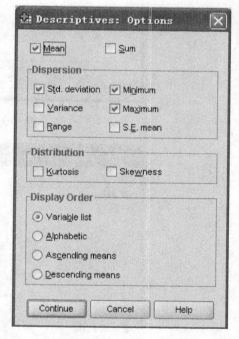

图 16-5 "Descriptives:Options"对话框

【例 16.3】 某地 199 名居民食物中毒,患者的潜伏期见表 16-7 所示,选择适当的指标进行描述。

表 16-7 199 名食物中毒患者的潜伏期

潜伏期(小时)	人数
(1)	(2)
0～	30
12～	71
24～	49
36～	28
48～	14
60～	6
72～84	1
合计	199

1. 建立数据文件 定义变量:time(潜伏期),f(人数)。录入数据,如图 16-6 所示。

2. 频数加权 在"Data"中选择"Weight Cases",点击"Weight cases by",把变量 f 选入,如图 16-7 所示。

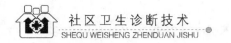
3.正态性分布检验　操作如下：

（1）在"Analyze"菜单中选择"Nonparametric test"，点击"1-Sample K-S"，弹出如图 16-8 所示窗口；

（2）Test Variable List 框：选入变量（time）；

（3）Test Distribution 复选框组：选中 Normal 复选框，单击"OK"按钮，结果输出。

表 16-8 中正态分布的统计量为 Z＝3.137，P＜0.001，可以认为该资料呈非正态分布。

	time	f
1	6	30
2	18	71
3	30	49
4	42	28
5	54	14
6	66	6
7	78	1

图 16-6　数据文件

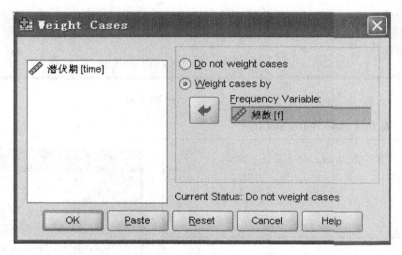

图 16-7　"Weight Cases"对话框

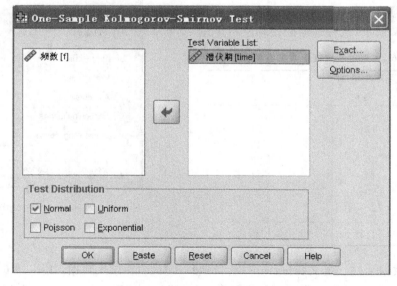

图 16-8　正态性检验对话框

表 16-8　　One-Sample Kolmogorov-Smirnov Test

		潜伏期
N		199
Normal Parameters[a]	Mean	26.80
	Std. Deviation	15.513
Most Extreme Differences	Absolute	.222
	Positive	.222
	Negative	−.134
Kolmogorov-Smirnov Z		3.137
Asymp. Sig. (2-tailed)		.000

a. Test Distribution is Normal.

4. 统计描述

（1）在"Analyze"中选择"Descriptive Statistics"，点击"Frequencies"，得到对话框，如图 16-9 所示，选变量 time 进入"Variable(s)"。

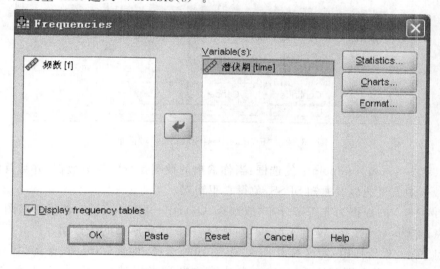

图 16-9　"Frequencies"对话框

选项说明：Display frequency tables 复选框确定是否在结果中输出频数表。

（2）单击"Statistics"后弹出"Statistics"对话框，如图 16-10 所示。

Percentile Values 复选框组：定义需要输出的百分位数，可计算四分位数（Quartiles）、每隔指定百分位输出当前百分位数（Cut points for equal groups）、或直接指定某个百分位数（Percentiles），如直接指定输出 P2.5 和 P97.5。

Central Tendency 复选框组：用于定义描述集中趋势的一组指标：均数（Mean）、中位数（Median）、众数（Mode）、总和（Sum）。

Dispersion 复选框组：用于定义描述离散趋势的一组指标：标准差（Std. deviation）、方差（Variance）、全距（Range）、最小值（Minimum）、最大值（Maximum）、标准误（S. E. mean）。

Distribution 复选框组：用于定义描述分布特征的两个指标：偏度系数（Skewness）和峰度系数（Kurtosis）。

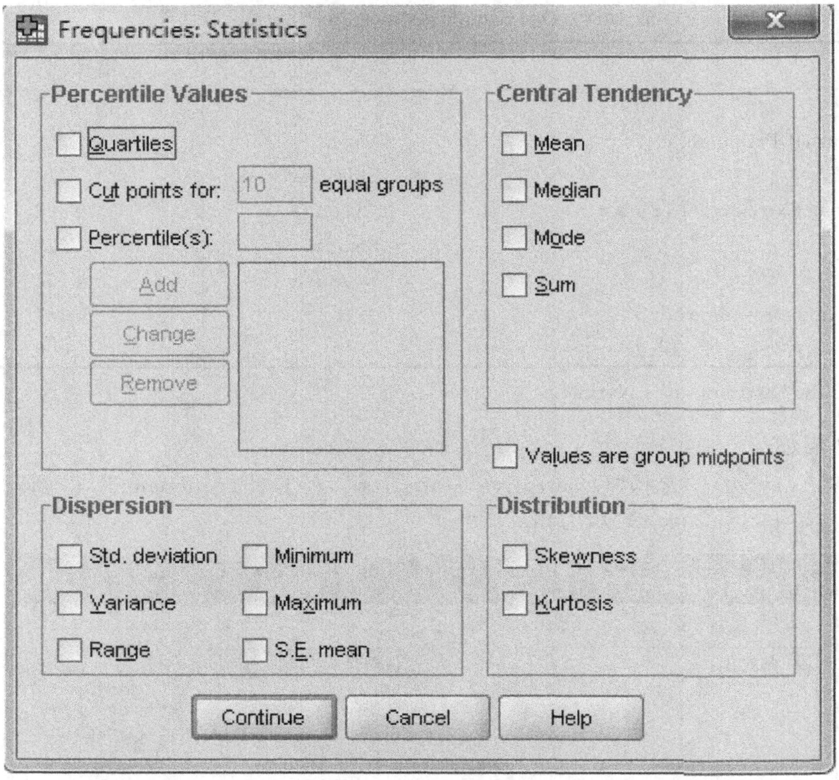

图 16-10 "Frequencies：Statistics"对话框

Values are group midpoints 复选框：当你输出的数据是分组频数数据，并且具体数值是组中值时，选中该复选框以通知 SPSS，免得它犯错误。

由于例 16.3 的数据为非正态分布，故选择"Quartiles"、"Median"，然后返回图 16-9。

（3）点击"Charts"按钮，弹出"Charts"对话框，用于设定所做的统计图。

Chart Type 单选钮组：定义统计图类型，有四种选择，即无（None）、条图（Bar charts）、圆图（Pie charts）、直方图（Histograms），其中直方图还可以选择是否加上正态曲线（With normal curve）。

Chart Values 单选钮组：定义是按照频数还是按百分比作图。

选择"Histograms"，并激活"With normal curve"，然后返回图 16-9，点击"OK"，结果如表 16-9 和图 16-12 所示。

表 16-9 Statistics

潜伏期

N	Valid	199
	Missing	0
Median		18.00
Percentiles	25	18.00
	50	18.00
	75	30.00

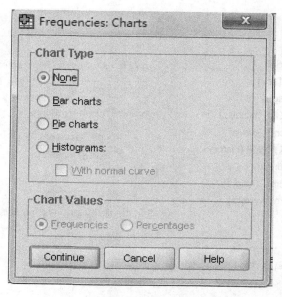

图 16-11 "Frequencies：Charts"对话框

表 16-9 显示中位数为 18.00，四分位间距为 30－18＝12.00。

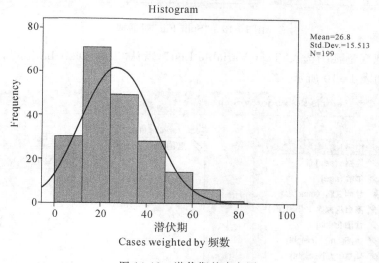

图 16-12 潜伏期的直方图

从图 16-12 可见，资料呈偏态分布。

三、按是否高血压病人对例 16.1 的变量"腰围"进行统计描述

1. 正态性分布检验

(1) 选择 "Data"，在下拉菜单中点击"Split File"，激活"Compare groups"，把变量 patient 选入"Groups Based on"；点击"OK"回到主界面。

(2) 选择 "Analyze"，在下拉菜单中点击"Nonparametric Tests"，选择"1-Sample K-S"

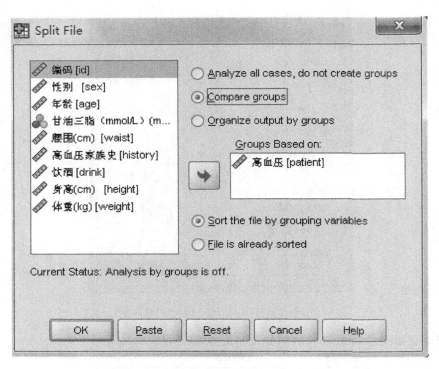

图 16-13 "Split File"对话框

（图 16-14）。把变量腰围选入"Test Variable List"，默认"Test Distribution"的"Normal"；点击"OK"结果如表 16-10 所示。

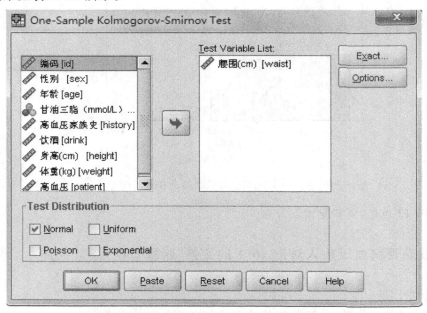

图 16-14 正态性检验对话框

（3）再回到"Split File"对话框，激活"Analyze all cases，do not create groups"。

表 16-10 根据 P 值的大小,可以认为健康人和病人的腰围都呈正态分布。

表 16-10　One-Sample Kolmogorov-Smirnov Test

高血压			腰围(cm)
健康人	N		62
	Normal Parameters[a]	Mean	73.463
		Std. Deviation	9.7265
	Most Extreme Differences	Absolute	.083
		Positive	.083
		Negative	−.046
	Kolmogorov-Smirnov Z		.657
	Asymp. Sig.（2-tailed）		.780
病人	N		52
	Normal Parameters[a]	Mean	81.265
		Std. Deviation	10.0270
	Most Extreme Differences	Absolute	.066
		Positive	.064
		Negative	−.066
	Kolmogorov-Smirnov Z		.479
	Asymp. Sig.（2-tailed）		.976

a. Test Distribution is Normal.

2.统计描述

(1)在"Analyze"中选择"Descriptive Statistics",点击"Explore",得到对话框,如图 16-15 所示,选变量 waist 进入"Dependent List",选变量 patient 进入"Factor List"。"Explore"对话框的界面如图 16-15 所示。

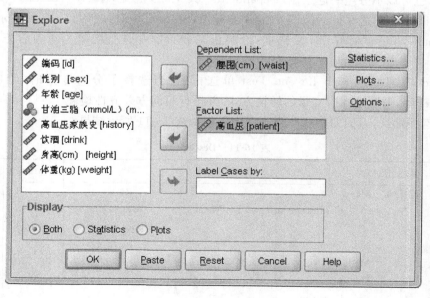

图 16-15　"Explore"对话框

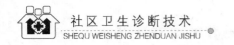

界面说明：

"Display"：用于选择输出结果中是否包含统计描述、统计图或两者均包括。

"Dependent List"框：用于选入需要分析的变量。

"Factor List"框：选入分组变量。

"Label Cases by"框：选择一个变量，它的取值将作为每条记录的标签。最典型的情况是使用记录 ID 号的变量。

（2）"Statistics"：弹出"Statistics"对话框，如图 16-16 所示。有如下选项：

Descriptives 复选框：输出均数、均数可信区间、5％修正均数、中位数、方差、标准差、最小值、最大值、全距、四分位全距、峰度系数、峰度系数的标准误、偏度系数、偏度系数的标准误。

M-estimators 复选框：作中心趋势的粗略最大似然确定，输出四个不同权重的最大似然确定数。

Outliers 复选框：输出五个最大值与五个最小值。

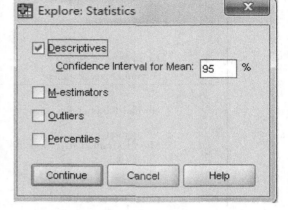

图 16-16 "Explore：Statistics"对话框

Percentiles 复选框：输出第 5％、10％、25％、50％、75％、90％、95％位数。

（3）"Plot"有如下选项：

Boxplots 单选框组：确定箱式图的绘制方式，可以是按组别分组绘制（Factor levels together），也可以不分组一起绘制（Dependents together），或者不绘制（None）。

Descriptives 复选框组：可以选择绘制茎叶图（Stem-and-leaf）和直方图（Histogram）。

Normality plots with test 复选框：绘制正态分布图并进行变量是否符合正态分布的检验。

Spread vs. Level with Levene Test 单选框组：当选择了分组变量时，绘制 spread-versus-level 图，设置绘图时变量的转换方式，并进行组间方差齐性检验。

本例选择默认，返回图 16-15，点击"OK"，得如表 16-11 所示结果。

表 16-11 Descriptives

	高血压			Statistic	Std. Error
腰围(cm)	健康人	Mean		73.463	1.2353
		95％ Confidence Interval for Mean	Lower Bound	70.993	
			Upper Bound	75.933	
		5％ Trimmed Mean		73.242	
		Median		72.550	
		Variance		94.606	
		Std. Deviation		9.7265	
		Minimum		52.0	

续表

高血压			Statistic	Std. Error
	Maximum		98.0	
	Range		46.0	
	Interquartile Range		13.7	
	Skewness		.349	.304
	Kurtosis		−.233	.599
病人	Mean		81.265	1.3905
	95% Confidence Interval for Mean	Lower Bound	78.474	
		Upper Bound	84.057	
	5% Trimmed Mean		81.246	
	Median		82.150	
	Variance		100.540	
	Std. Deviation		10.027	
	Minimum		61.9	
	Maximum		107.0	
	Range		45.1	
	Interquartile Range		14.6	
	Skewness		−.054	.330
	Kurtosis		−.296	.650

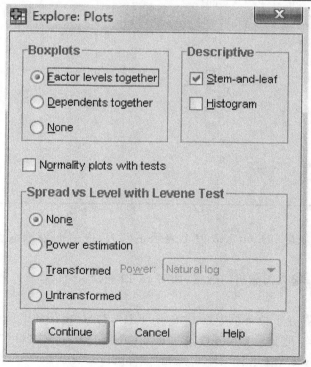

图 16-17 "Explore：Plot"对话框

由于资料呈正态分布,健康人的腰围为(73.463±9.7265)cm,病人的腰围为(81.265±10.0270)cm。

第三节　t 检验

在主菜单栏单击"Analyze"菜单下的"Compare Means"选项,该项下有 5 个过程,如图 16-18 所示。

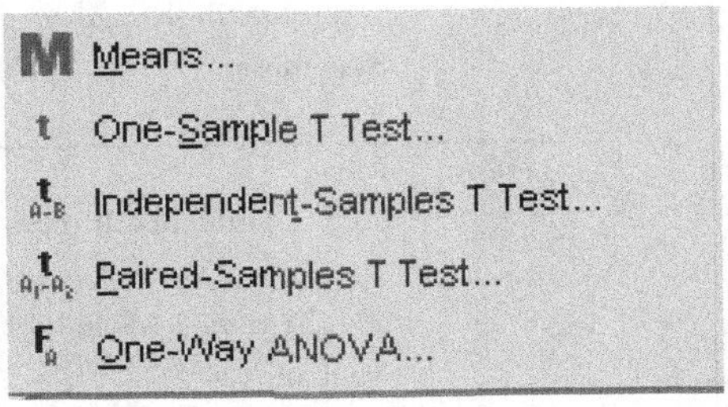

一、两组独立样本的 t 检验

对于相互独立的两个来自正态总体的样本,利用独立样本的检验来检验这两个样本的均值是否来源于同一总体。独立样本的检验由"Independent-Sample T Test"过程来完成。

图 16-18　"Compare Means"命令框

【例 16.4】　研究正常人与高血压患者甘油三酯含量(mmol/L),结果如表 16-12 所示,试比较两组血清甘油三酯含量有无差别。

表 16-12　正常人与高血压患者甘油三酯的含量(mmol/L)

编号	正常人	编号	高血压患者
1	1.60	1	2.05
2	0.61	2	0.90
3	0.97	3	1.03
4	1.12	4	1.46
5	1.10	5	1.37
6	0.79	6	2.01
7	1.64	7	0.90
8	0.95	8	1.10
9	0.78	9	1.55
10	0.97	10	1.85
		11	0.95
		12	1.77

1. 建立数据库

变量设置:分组变量(group),取值 1 表示正常人,取值 2 表示高血压患者;甘油三酯(TG)。

在数据编辑窗口输入需分析的数据,如图 16-19 所示。

2. 正态性检验

(1)选择 "Data",在下拉菜单中点击"Split File",弹出"Split File"对话框(图 16-20),激活"Compare groups",把变量 group 选入"Groups Based on";点击"OK"回到主界面。

(2)选择 "Analyze",在下拉菜单中点击"Nonparametric Tests",选择"1-Sample K-S"(图 16-21),把变量 TG 选入"Test Variable List",默认"Test Distribution"的"Normal";点击"OK",结果如表 16-13 所示。

从表 16-13 的结果可见,正常人 Z=0.699,P=0.714,高血压患者 Z=0.622,P=0.835,可以认为资料呈正态分布。

	group	TG	var
1	1	1.60	
2	1	0.61	
3	1	0.97	
4	1	1.12	
5	1	1.10	
6	1	0.79	
7	1	1.64	
8	1	0.95	
9	1	0.78	
10	1	0.97	
11	2	2.05	
12	2	0.90	
13	2	1.03	
14	2	1.46	

图 16-19 数据文件

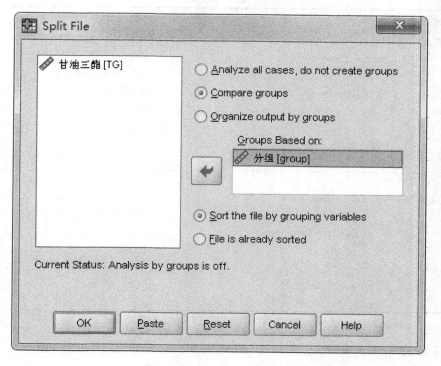

图 16-20 "Split File"对话框

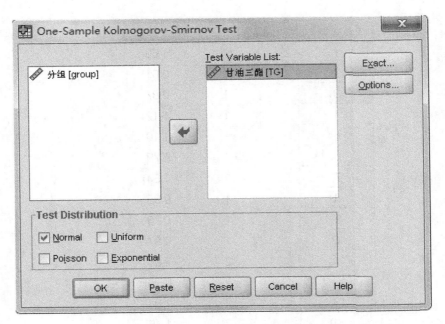

图 16-21　正态性检验对话框

表 16-13　One-Sample Kolmogorov-Smirnov Test

分组			甘油三酯
正常人	N		10
	Normal Parameters[a]	Mean	1.0530
		Std. Deviation	.33579
	Most Extreme Differences	Absolute	.221
		Positive	.221
		Negative	−.148
	Kolmogorov-Smirnov Z		.699
	Asymp. Sig. (2-tailed)		.714
高血压患者	N		12
	Normal Parameters[a]	Mean	1.4117
		Std. Deviation	.43576
	Most Extreme Differences	Absolute	.179
		Positive	.179
		Negative	−.128
	Kolmogorov-Smirnov Z		.622
	Asymp. Sig. (2-tailed)		.835

a. Test Distribution is Normal.

（3）再回到"Split File"对话框，激活"Analyze all cases，do not create groups"。

3.假设检验

（1）在主菜单选中"Analyze"中的"Compare Means"，在下拉菜单中选中"Independent-Sample T Test"命令，弹出对话框，如图 16-22 所示。

（2）设置分析变量：把甘油三酯选入"Test Variable（s）:"，把分组变量 group 选入

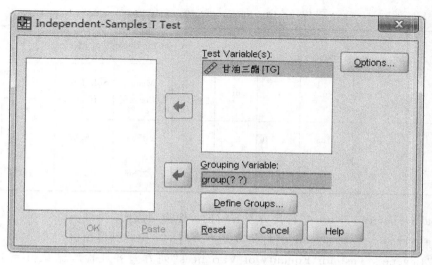

图 16-22　"Independent-Sample T Test"对话框

"Grouping Variable:"。"Define Groups"按钮用于定义分组变量的分组值。"Group 1"和"Group 2"栏用于输入分组(图 16-23);若分组变量是连续型变量,应选择"Cut point"项,分组变量会按该项输入值分为大于和小于两组。

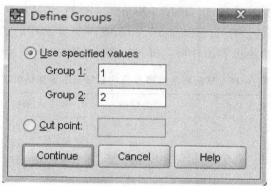

图 16-23　"Define Groups"对话框

(3)设置其他参数:点击"Options"按钮,打开设置检验的置信度和缺失值对话框。在"Confidence Interval:"框输入置信度水平,系统默认为 95%。

输入完成后,在过程主窗口中单击"OK"按钮,SPSS 输出分析结果。

(4)结果与分析:分组统计量列表如表 16-14 所示。

表 16-14　**Group Statistics**

	分组	N	Mean	Std. Deviation	Std. Error Mean
甘油三酯	正常人	10	1.0530	.33579	.10619
	高血压患者	12	1.4117	.43576	.12579

独立样本的检验结果(Independent Samples Test)如表 16-15 所示。

表 16-15　Independent Samples Test

	Levene's Test for Equality of Variances		t-test for Equality of Means						
	F	Sig.	t	df	Sig. (2-tailed)	Mean Difference	Std. Error Difference	95% Confidence Interval of the Difference	
								Lower	Upper
Equal variances assumed	1.888	.185	−2.126	20	.046	−.35867	.16867	−.71051	−.00683
Equal variances not assumed			−2.179	19.907	.042	−.35867	.16462	−.70216	−.01517

"Equal variances assumed"行是方差齐时的 t 检验判读值;

"Equal variances not assumed"行是方差不齐时的 t 检验判读值。

该例"Levene's Test for Equality of Variances"列方差齐性检验结果:F=1.888,P=0.185,因此可以认为两组方差齐,那么 t=−2.126,P=0.046,小于 0.05。结论:可以认为两组研究对象的血清甘油三酯含量有差别。

二、配对 t 检验

配对 t 检验常用于配对设计,由"Paired-Samples T Test"过程来完成。

【例 16.5】　应用某药治疗 12 例高血压患者,观察患者治疗前后舒张压变化情况,如表16-16,问该药是否对高血压患者治疗前后舒张压变化有影响?

表 16-16　某药物治疗高血压前后舒张压的变化情况

病人编号	治疗前	治疗后
1	112	89
2	98	80
3	105	79
4	101	86
5	93	75
6	97	88
7	100	88
8	106	79
9	108	77
10	95	89
11	93	94
12	99	80

1.建立数据文件　变量设置:治疗前(before);治疗后(after)。在数据编辑窗口输入分析的数据,如图 16-24 所示。

2.计算差值　在主菜单选择"Transform"中的"Compute",弹出"Compute Variable"对话框,在目标变量中输入"d"(差值)(图 16-25),在表达式中选入"before-after",输入完成后,在过程窗口中单击"OK"按钮,数据文件增加变量 d,如图 16-26 所示。

	before	after
1	112	89
2	98	80
3	105	79
4	101	86
5	93	75
6	97	88
7	100	88
8	106	79

图 16-24　数据文件 1

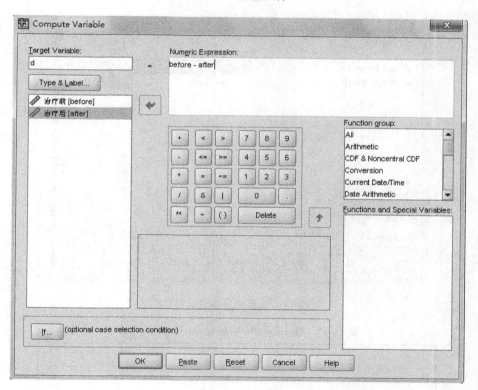

图 16-25　"Compute Variable"对话框

3. 正态性分布检验在"analyze"菜单中选择"Nonparametric tests",点击"1-Sample K-S",选入变量 d,如图 16-27 所示。

结果(表 16-17)显示,Z=0.449,P=0.988,可以认为差值呈正态分布。

	before	after	d
1	112	89	23
2	98	80	18
3	105	79	26
4	101	86	15
5	93	75	18
6	97	88	9
7	100	88	12
8	106	79	27
9	108	77	31

图 16-26　数据文件 2

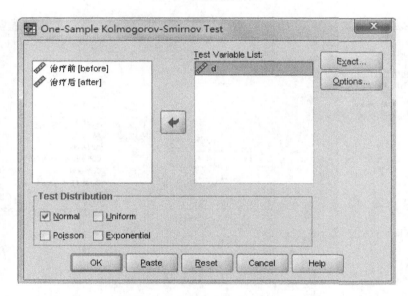

图 16-27　正态性分布检验对话框

表 16-17　**One-Sample Kolmogorov-Smirnov Test**

		d
N		12
Normal Parameters[a]	Mean	16.92
	Std. Deviation	9.327
Most Extreme Differences	Absolute	.130
	Positive	.078
	Negative	−.130
Kolmogorov-Smirnov Z		.449
Asymp. Sig. (2-tailed)		.988

a. Test Distribution is Normal.

4. 在主菜单选中"Analyze"中的"Compare Means",在下拉菜单中选中"Paired-Samples T Test"命令,弹出如图 16-28 所示对话框。

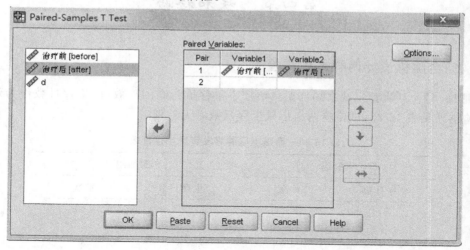

图 16-28 配对 t 检验对话框

(1)设置分析变量:把 before 和 after 选入"Paired Variables:"。输入完成后,在过程主窗口中单击"OK"按钮,SPSS 输出分析结果。

(2)结果与分析:分组统计量列表(Paired Samples Statistics),如表 16-18 所示。

表 16-18　**Paired Samples Statistics**

		Mean	N	Std. Deviation	Std. Error Mean
Pair 1	治疗前	100.58	12	6.052	1.747
	治疗后	83.67	12	6.005	1.734

检验结果(Paired Samples Test)如表 16-19 所示。

该例 t=6.283,P<0.001,结论:可以认为该药对高血压患者治疗前后舒张压变化有影响。

表 16-19　**Paired Samples Test**

	Paired Differences					t	df	Sig. (2-tailed)
	Mean	Std. Deviation	Std. Error Mean	95% Confidence Interval of the Difference				
				Lower	Upper			
Pair 1 治疗前—治疗后	16.917	9.327	2.692	10.991	22.843	6.283	11	.000

第四节　秩和检验

一、完全随机设计两样本秩和检验

【例 16.6】　某实验室观察局部温热治疗小鼠移植肿瘤的疗效,以生存日数作为观察指标,实验结果见表 16-20,试检验两组小鼠生存日数有无差别。

表 16-20　两组小鼠肿癌发病后生存日数

实验组		对照组	
生存日数	秩次	生存日数	秩次
20	9.5	4	1
24	12.5	6	2
28	15	8	3
30	16	10	4
32	17	12	5
34	18	14	6
36	19	16	7
40	20	18	8
46	21	20	9.5
90 以上	22	22	11
		24	12.5
		26	14

1.建立数据库　变量设置:分组变量(group),取值 1 表示实验组,取值 2 表示对照者;生存日数(time)。在数据编辑窗口输入的数据,如图 16-29 所示。

	group	time
4	1	30
5	1	32
6	1	34
7	1	36
8	1	40
9	1	46
10	1	90
11	2	4
12	2	6

图 16-29　数据文件

2.在主菜单选中"Analyze"中的"Nonparametric tests",在下拉菜单中选中"2 Independent Samples"命令,如图 16-30 所示。

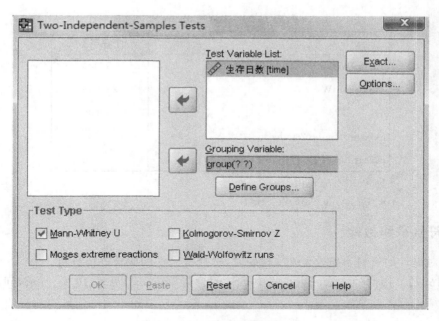

图 16-30 两样本秩和检验对话框

设置分析变量：把生存日数选入"Test Variable List："，把分组变量 group 选入"Grouping Variable："。"Define Groups"按钮用于定义分组变量的分组值，"Group 1"设 1，"Group 2"设 2，如图 16-31 所示。

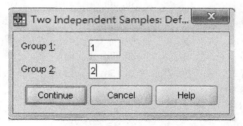

图 16-31 "Define Groups"对话框

输入完成后，在过程主窗口中单击"OK"按钮，SPSS 输出分析结果如表 16-21 和表 16-22 所示。

结果与分析：秩和统计量表，实验组秩和 170，对照组秩和 83。

表 16-21 Ranks

	分组	N	Mean Rank	Sum of Ranks
生存日数	实验组	10	17.00	170.00
	对照组	12	6.92	83.00
	Total	22		

该例 Z＝－3.630，P＜0.001；结论：可以认为两组小鼠生存日数有差别。

表 16-22　Test Statistics[b]

	生存日数
Mann-Whitney U	5.000
Wilcoxon W	83.000
Z	−3.630
Asymp. Sig. (2-tailed)	.000
Exact Sig. [2 * (1-tailed Sig.)]	.000[a]

a. Not corrected for ties.

b. Grouping Variable：分组.

二、符号秩和检验

当配对设计的资料不符合配对 t 检验时，选择符号秩和检验进行分析。

【例 16.7】　用两种方法测定空气中 CS_2 的含量（mg/m^3）见表 16-23 所示，问两种方法所得到的结果有无差别？

表 16-23　两种方法测定空气中 CS_2 的含量（mg/m^3）

编号	甲法	乙法
1	40.20	50.00
2	4.40	4.40
3	39.00	38.80
4	37.20	42.20
5	20.80	29.30
6	20.65	20.50
7	3.15	2.80
8	4.40	4.00
9	5.60	5.00
10	21.45	21.00
11	13.40	13.30

1. 建立数据文件　变量设置：甲法（a）、乙法（b）。在数据编辑窗口输入分析的数据，如图 16-32 所示。

2. 计算差值　在主菜单选择"Transform"中的"Compute"，弹出"Compute Variable"对话框，在目标变量中输入"d"（差值），在表达式中选入"a－b"，输入完成后，在过程窗口中单击"OK"按钮，数据文件增加变量 d，如图 16-33 所示。

3. 正态性分布检验　analyze→nonparametric tests→1-Sample K-S，选入变量 d，如图 16-34 所示。

结果（表 16-24）显示，$Z=1.374$，$P=0.046$，可以认为差值呈非正态分布，不符合配对 t 检验。

	a	b
1	40.20	50.00
2	4.40	4.40
3	39.00	38.80
4	37.20	42.20
5	20.80	29.30
6	20.65	20.50
7	3.15	2.80
8	4.40	4.00

图 16-32　数据文件 1

	a	b	d
1	40.20	50.00	-9.80
2	4.40	4.40	0.00
3	39.00	38.80	0.20
4	37.20	42.20	-5.00
5	20.80	29.30	-8.50
6	20.65	20.50	0.15
7	3.15	2.80	0.35
8	4.40	4.00	0.40

图 16-33　数据文件 2

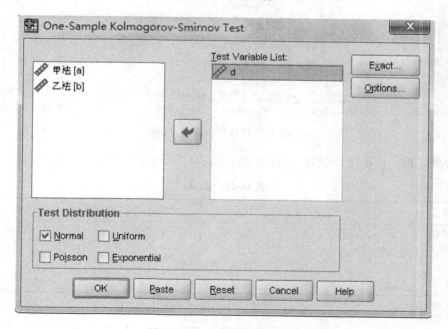

图 16-34　正态性检验对话框

表 16-24　One-Sample Kolmogorov-Smirnov Test

		d
N		11
Normal Parameters[a]	Mean	−1.9136
	Std. Deviation	3.92333
Most Extreme Differences	Absolute	.414
	Positive	.261
	Negative	−.414
Kolmogorov-Smirnov Z		1.374
Asymp. Sig. （2-tailed)		.046

a. Test Distribution is Normal.

4. 在主菜单选中"Analyze"中的"Nonparametric tests"，在下拉菜单中选中"2 Related Samples"命令。把 a 和 b 选入"Test pairs"，选择默认的"Wilcoxon"，如图 16-35 所示。输入完成后，在过程主窗口中单击"OK"按钮，SPSS 输出分析结果。

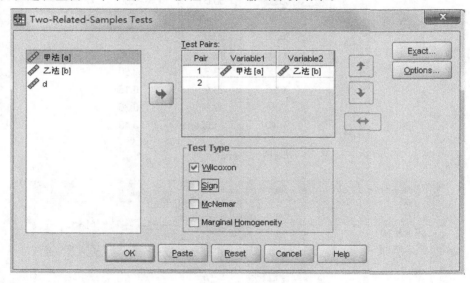

图 16-35　符号秩和检验对话框

5. 结果分析　秩和统计量表：负秩为 28，正秩为 27（表 16-25）。

表 16-25　Ranks

		N	Mean Rank	Sum of Ranks
乙法-甲法	Negative Ranks	7[a]	4.00	28.00
	Positive Ranks	3[b]	9.00	27.00
	Ties	1[c]		
	Total	11		

a. 乙法＜甲法　b. 乙法＞甲法　c. 乙法＝甲法

该例 Z＝−0.051，P＝0.959；结论：可以认为两种方法所得到的结果无差别（表 16-26）。

表 16-26　Test Statistics[b]

	乙法-甲法
Z	−.051[a]
Asymp. Sig. （2-tailed）	.959

a. Based on positive ranks.

b. Wilcoxon Signed Ranks Test.

第五节　χ^2 检验

一、四格表卡方检验

【例 16.8】　某医师研究某人群高血压家族史与高血压发生的相关性,根据有无家族史将研究对象分成两组,结果见表 16-27。问高血压家族史与高血压的发生是否有相关性?

表 16-27　有家族史和无家族史的高血压患病率比较

组别	患病	未患病	合　计	患病率（%）
有家族史	82	119	201	40.80
无家族史	79	176	255	30.98
合　计	161	295	456	35.31

1. 建立数据库　变量设置:组别(t),结果(r),频数(f)。图 16-36 为表格输入形式。处理 1 表示有家族史,2 表示无家族史;结果 1 表示患病,2 表示未患病。

	t	r	f
1	1	1	82
2	1	2	119
3	2	1	79
4	2	2	176

图 16-36　数据文件

2. 频数加权　选择 Data→Weight Cases,点击 Weight cases by,把变量 f 选入,如图 16-37 所示。

3. 在菜单中选"Analyze→Descriptive→Crosstabs"命令,弹出列联表分析对话框,如图 16-38 所示。

(1)设置分析变量:选择行变量:将组别选入"Row(s):"行变量框中;选择列变量:将结果选入 "Column(s):"列变量框中。

(2)点击"Statistics"按钮,弹出统计分析对话框(图 16-39),选择 Chi-square。

选项说明:

Chi-square:卡方检验。选中可以输出皮尔森卡方检验(Pearson)、似然比卡方检验(Likelihood-ratio)、连续性校正卡方检验(Continuity Correction)及 Fisher 精确概率检验

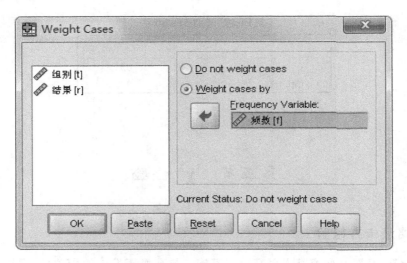

图 16-37 "Weight Cases"对话框

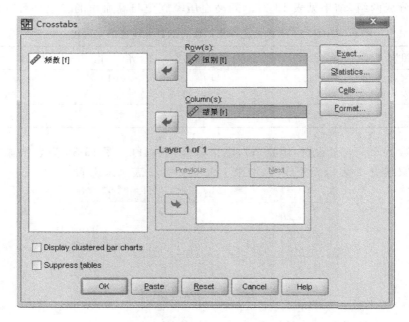

图 16-38 "Crosstabs"对话框

(Fisher's Exact Test)的结果。

Correlations：选中输出皮尔森(Pearson)和 Spearman 相关系数,用以说明行变量和列变量的相关程度。

Nominal 复选框组：用于反映分类变量相关性的指标。

Contingency coefficient：列联系数,其值越大,关联性越强。

Phi and Cramer's V：Cramer 列联系数,其值越大,关联性越强。

Lambda：减少预测误差率,1 表示预测效果最好,0 表示预测效果最差。

Uncertainty coefficient：不定系数。

Ordinal：两有序分类变量(等级变量)的关联度测量。

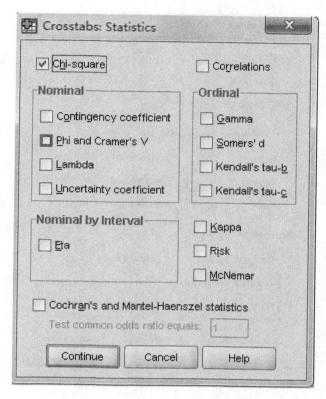

图 16-39 "Crosstabs：Statistics"对话框

Gamma：关联度，+1 表示完全正关联，-1 表示负关联，0 表示无关联。

Somers'd：列联度，其取值范围和意义同上。

Nominal by Interval：一个定性变量和一个定量变量的关联度。

Eta：关联度统计量。

Kappa：吻合度系数，其取值-1 至+1，其值越大，吻合程度越高。

Risk：危险度分析。

McNemar：配对计数资料的卡方检验。

Cochran's and Mantel-Haenszel statistics：检验在协变量存在下，两个二分类变量是否独立。

(3)设置列联表的显示：单击"Cells"按钮，弹出列联表显示内容对话框（如图 16-40）。

选项说明：

Counts：频数；Observed：观测频数；Expected：期望频数。

Percentages：百分比。Row：占本行的百分比。

Column：占本列的百分比。

Total：占全部的百分比。

Residuals：残差分析；Unstandardized：非标准化残差分析。

Standardized：标准化残差分析。Adjusted standardized：调整的标准化残差分析。

选择 Expected、Row 和 Column 选项，设置完成后，在列联表分析对话框中点击"OK"按钮，计算结果输出在结果窗口中，如表 16-28、表 16-29 所示。

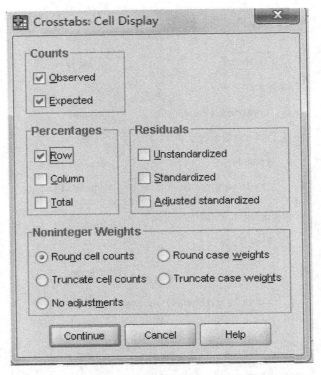

图 16-40 "Crosstabs：Cells"对话框

表 16-28 组别 * 结果 Crosstabulation

			结果		Total
			患病	未患病	
组别	有家族史	Count	82	119	201
		Expected Count	71.0	130.0	201.0
		% within 组别	40.8%	59.2%	100.0%
		% within 结果	50.9%	40.3%	44.1%
	无家族史	Count	79	176	255
		Expected Count	90.0	165.0	255.0
		% within 组别	31.0%	69.0%	100.0%
		% within 结果	49.1%	59.7%	55.9%
Total		Count	161	295	456
		Expected Count	161.0	295.0	456.0
		% within 组别	35.3%	64.7%	100.0%
		% within 结果	100.0%	100.0%	100.0%

Count：实际频数，Expected Count：理论频数；% within 组别：率；% within 结果：构成比。

表 16-29　Chi-Square Tests

	Value	df	Asymp. Sig. (2-sided)	Exact Sig. (2-sided)	Exact Sig. (1-sided)
Pearson Chi-Square	4.741[a]	1	.029		
Continuity Correction[b]	4.321	1	.038		
Likelihood Ratio	4.729	1	.030		
Fisher's Exact Test				.031	.019
Linear-by-Linear Association	4.731	1	.030		
N of Valid Cases[b]	456				

　　a. 0 cells (.0%) have expected count less than 5. The minimum expected count is 70.97.

　　b. Computed only for a 2×2 table.

结果阅读：N≥40 且 T≥5，Pearson Chi-Square 的结果；

　　　　　N≥40 且 5>T≥1，Continuity Correction 的结果；

　　　　　N<40 或 T<1，Fisher's Exact Test 的结果。（无卡方值，0.031）

The minimum expected count is 70.97 表示最小的理论频数（T）为 70.97。

该例 $\chi^2 = 4.741$，$P = 0.029$，差异有统计学意义，即可以认为高血压家族史与高血压的发生有相关性。

二、配对卡方检验

【例 16.9】　为了比较甲、乙两种培养基的培养效果，把 342 份样品分别接种在两种培养基上，结果见表 16-30 所示，问两种培养基的阳性率是否相等？

表 16-30　两种培养基的培养结果比较

甲培养基	乙培养基		合计
	阳性	阴性	
阳性	183	18	201
阴性	23	118	141
合计	206	136	342

　　1. 建立数据文件　变量设置：甲培养基（a），乙培养基（b），频数（f）；a、b 中的 1 表示阳性，2 表示阴性（图 16-41）。

	a	b	f
1	1	1	183
2	1	2	18
3	2	1	23
4	2	2	118

图 16-41　数据文件

　　2. 频数加权　选择 Data→Weight Cases，点击 Weight cases by，把变量 f 选入，如图 16-42 所示。

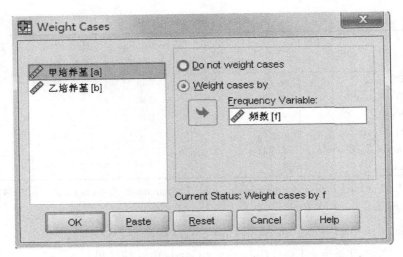

图 16-42 "Weight Cases"对话框

3.在菜单中选"Analyze→Descriptive→Crosstabs"命令,弹出列联表分析对话框,如图16-43所示。

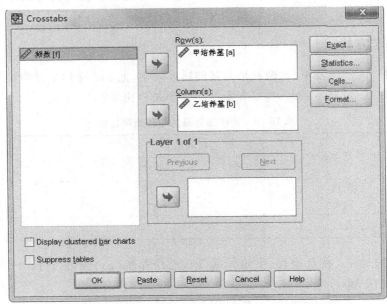

图 16-43 "Crosstabs"对话框

(1) 设置分析变量:选择行变量:将 a 选入"Row(s):"行变量框中;选择列变量:将 b 选入"Column(s):"列变量框中。

(2)点击"Statistics"按钮,弹出统计分析对话框(图16-44)。选择 McNemar 配对卡方检验。

(3)点击"Cell"按钮,弹出对话框,如图 16-45 所示,选择 Total 选项。设置完成后,在列联表分析对话框中,点击"OK"按钮,计算结果输出在结果窗口中,如表 16-31、表 16-32 所示。

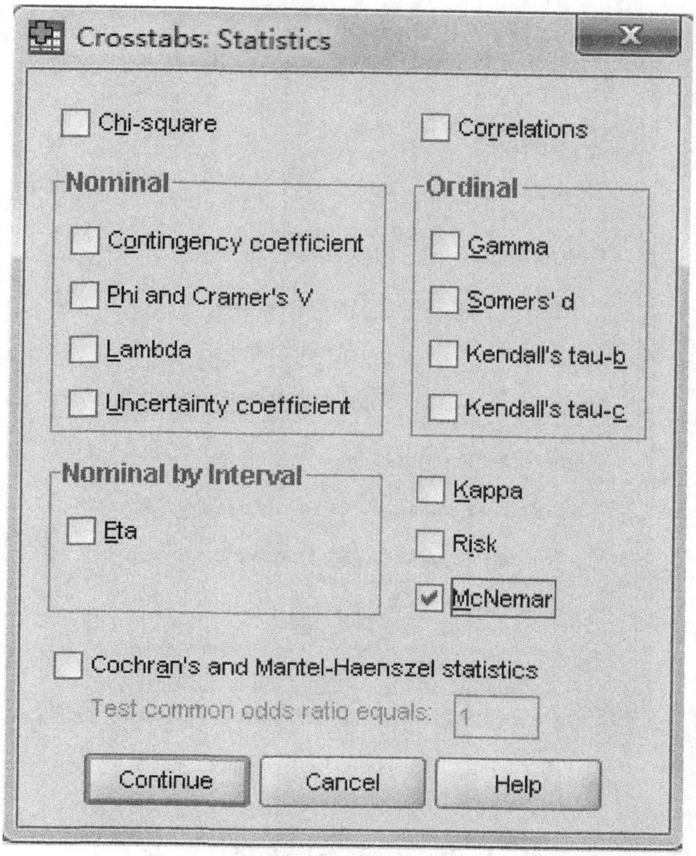

图 16-44 "Crosstabs：Statistics"对话框

表 16-31 甲培养基 * 乙培养基 Crosstabulation

			乙培养基		Total
			+	—	
甲培养基	+	Count	183	18	201
		% of Total	53.5%	5.3%	58.8%
	—	Count	23	118	141
		% of Total	6.7%	34.5%	41.2%
Total		Count	206	136	342
		% of Total	60.2%	39.8%	100.0%

由表 16-31 可见，甲培养基的阳性率是 58.8%，乙培养基的阳性率是 60.2%。

表 16-32 Chi-Square Tests

	Value	Exact Sig. (2-sided)
McNemar Test		.533[a]
N of Valid Cases	342	

a. Binomial distribution used.

由表 16-32 可见，P＝0.533，差异无统计学意义，即可以认为两种培养基的阳性率无差别。

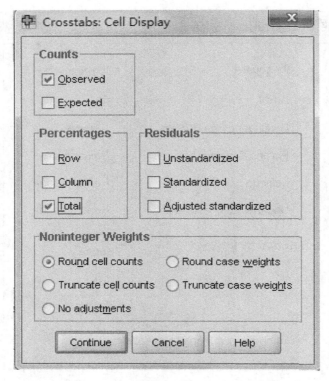

图 16-45 "Crosstabs:Cell Display"对话框

第六节 实例综合分析

本章第三至第五节所介绍的 t 检验、秩和检验和卡方检验均以单一的变量进行分析,而在实际应用中,常以多变量的数据库出现。本节以例 16.1 的高血压危险因素的病例调查研究进行综合分析的介绍。该数据库的分析根据变量类型,以是否为高血压患者进行分组,分别进行数值变量和分类变量的分析。

一、数值变量的统计分析

例 16.1 中的数值变量包括年龄、甘油三酯、腰围、身高和体重,其中身高和体重是为了计算体重指数(BMI)来表示患者的体重是否正常、超重和肥胖,因此数值变量的分析包括①数据的处理、②正态性检验、③假设检验,检验方法根据资料是否正态选择 t 检验和秩和检验。

1. 数据处理

在主菜单选择"Transform"中的"Compute",弹出"Compute Variable"对话框,在目标变量中输入"BMI",在表达式中选入"weight/(height * height) * 10000"(* 10000 是对身高的单位由 cm^2 转换为 m^2),输入完成后,在过程窗口中单击"OK"按钮,数据文件增加变量BMI,如图 16-46 所示。

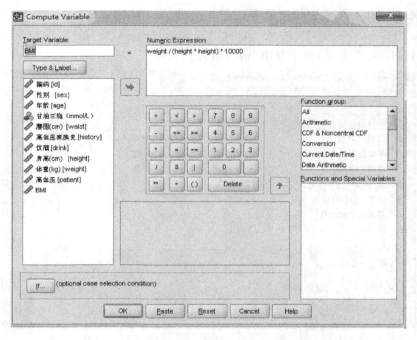

图 16-46 "Compute Variable"对话框

2. 正态性检验

(1)选择"Data",在下拉菜单中点击"Split File",激活"Compare groups",把变量 patient 选入"Groups Based on",如图 16-47 所示;点击"OK"回到主界面。

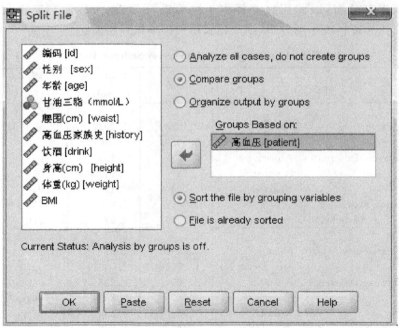

图 16-47 "Split File"对话框

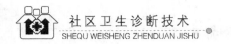

（2）选择"Analyze"，在下拉菜单中点击"Nonparametric Tests"，选择"1-Sample K-S"，把变量 age、TG、waist、BMI 选入"Test Variable List"，默认"Test Distribution"的"Normal"，如图 16-48 所示；点击"OK"输出结果。

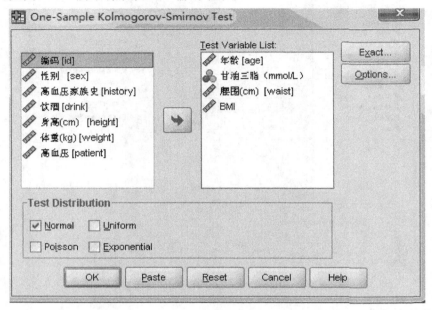

图 16-48　正态性检验对话框

从表 16-33 的结果可见，年龄、腰围和 BMI 在健康人和病人中的 P 值都大于 0.05，可以认为资料都成正态分布，因此用独立样本 t 检验进行分析；而甘油三酯在病人中的 $P = 0.003$，还不能认为资料成正态分布，因此建议用两样本秩和检验。

表 16-33　One-Sample Kolmogorov-Smirnov Test

高血压			年龄	甘油三酯（mmol/L）	腰围（cm）	BMI
健康人	N		62	62	62	62
	Normal Parameters[a]	Mean	49.4032	1.2027	73.463	21.2866
		Std. Deviation	8.64502	.59019	9.7265	2.80898
	Most Extreme Differences	Absolute	.137	.159	.083	.086
		Positive	.137	.159	.083	.086
		Negative	−.094	−.114	−.046	−.077
	Kolmogorov-Smirnov Z		1.081	1.252	.657	.676
	Asymp. Sig.（2-tailed）		.193	.087	.780	.751
病人	N		52	52	52	52
	Normal Parameters[a]	Mean	58.7692	1.5575	81.265	23.4406
		Std. Deviation	1.27658E1	1.60911	10.0270	3.15775
	Most Extreme Differences	Absolute	.065	.253	.066	.085
		Positive	.065	.253	.064	.085
		Negative	−.053	−.250	−.066	−.055
	Kolmogorov-Smirnov Z		.467	1.822	.479	.611
	Asymp. Sig.（2-tailed）		.981	.003	.976	.850

a. Test Distribution is Normal.

（3）再回到"Split File"对话框，激活"Analyze all cases,do not create groups"。

3. *t* 检验

（1）在主菜单选中"Analyze"中的"Compare Means"，在下拉菜单中选中"Independent-Sample T Test"命令。

（2）设置分析变量：把年龄、腰围和 BMI 选入"Test Variable(s)："，把分组变量 patient 选入"Grouping Variable："，如图 16-49 所示。"Define Groups"按钮定义分组变量的分组值，如图 16-50 所示。

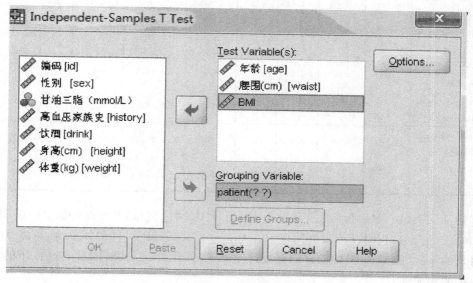

图 16-49　"Independent-Sample T Test"对话框

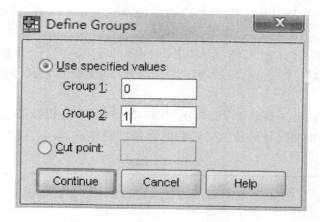

图 16-50　"Define Groups"对话框

（3）输入完成后，在过程主窗口中单击"OK"按钮，SPSS 输出分析结果。

（4）结果与分析：独立样本的检验结果由表 16-34 所示。

表 16-34　Independent Samples Test

		Levene's Test for Equality of Variances		t-test for Equality of Means						
		F	Sig.	t	df	Sig. (2-tailed)	Mean Difference	Std. Error Difference	95% Confidence Interval of the Difference	
									Lower	Upper
年龄	Equal variances assumed	8.971	.003	−4.646	112	.000	−9.36600	2.01575	−13.35996	−5.37205
	Equal variances not assumed			−4.496	87.015	.000	−9.36600	2.08312	−13.50641	−5.22560
腰围 (cm)	Equal variances assumed	.038	.845	−4.206	112	.000	−7.8025	1.8549	−11.4778	−4.1272
	Equal variances not assumed			−4.195	107.358	.000	−7.8025	1.8599	−11.4894	−4.1155
BMI	Equal variances assumed	1.357	.246	−3.853	112	.000	−2.15405	.55903	−3.26169	−1.04642
	Equal variances not assumed			−3.814	103.167	.000	−2.15405	.56482	−3.27422	−1.03389

年龄：$F=8.971$，$P=0.003$；$t=-4.496$，$P<0.001$；腰围：$F=0.038$，$P=0.845$；$t=-4.206$，$P<0.001$；BMI：$F=1.357$，$P=0.246$；$t=-3.853$，$P<0.001$。结论：可以认为两组研究对象的年龄、腰围和 BMI 的差别有统计学意义，即年龄、腰围和 BMI 与高血压的发生可能有一定的相关性。

4. 秩和检验

在主菜单选中"Analyze"中的"Nonparametric Tests"，在下拉菜单中选中"2 Independent Samples"命令。

设置分析变量：把甘油三酯选入"Test Variable List："，把分组变量 group 选入"Grouping Variable："，如图 16-51 所示。"Define Groups"按钮定义分组变量的分组值，如图 16-52 所示。

输入完成后，在过程主窗口中单击"OK"按钮，SPSS 输出分析结果。

结果与分析：由秩和统计量表 16-35 可知：健康人秩和 3326.50，病人秩和 3228.50。

表 16-35　Ranks

	高血压	N	Mean Rank	Sum of Ranks
甘油三酯(mmol/L)	健康人	62	53.65	3326.50
	病人	52	62.09	3228.50
	Total	114		

由表 16-36 可知，该例 $Z=-1.357$，$P=0.175$，结论：还不能认为两组研究对象的甘油三酯含量存在差别。

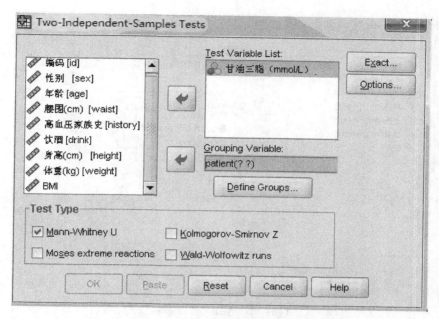

图 16-51　两样本秩和检验对话框

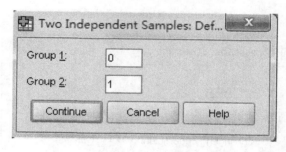

图 16-52　"Define Groups"对话框

表 16-36　Test Statistics[a]

	甘油三酯（mmol/L）
Mann-Whitney U	1373.500
Wilcoxon W	3326.500
Z	−1.357
Asymp. Sig.（2-tailed）	.175

a. Grouping Variable：高血压

二、分类变量的统计描述

1. 在菜单中选"Analyze→Descriptive→Crosstabs"命令,弹出列联表分析对话框,如图 16-53 所示。

2. 设置分析变量:选择行变量:将 patient 选入"Row(s):"中;选择列变量:将性别、高血压家族史和饮酒选入 "Column(s):"列变量框中。

3. 点击"Statistics"按钮,弹出统计分析对话框(如图 16-54 所示),选择 Chi-square。设

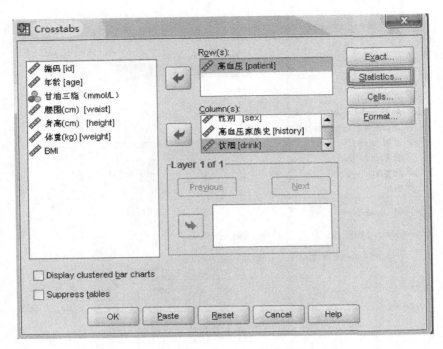

图 16-53 "Crosstabs"对话框

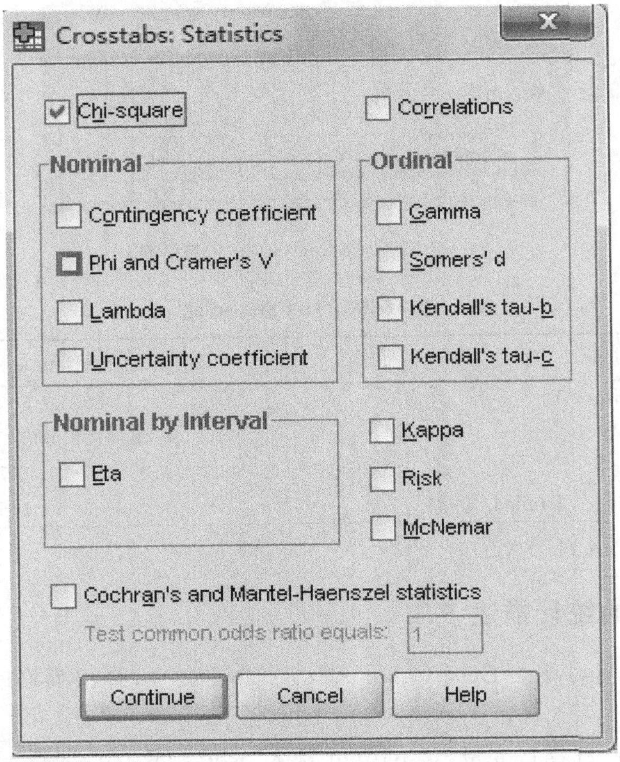

图 16-54 "Crosstabs：Statistics"对话框

置完成后,在列联表分析对话框中,点击"OK"按钮,计算结果输出在结果窗口中。

4.结果与分析

性别:$\chi^2=0.566$,$P=0.452$,差异无统计学意义,即还不能认为性别与高血压的发生有相关性,如表 16-37 所示。

表 16-37   Chi-Square Tests

	Value	df	Asymp. Sig. (2-sided)	Exact Sig. (2-sided)	Exact Sig. (1-sided)
Pearson Chi-Square	.566[a]	1	.452		
Continuity Correction[b]	.318	1	.573		
Likelihood Ratio	.566	1	.452		
Fisher's Exact Test				.573	.286
Linear-by-Linear Association	.561	1	.454		
N of Valid Cases[b]	114				

a. 0 cells (.0%) have expected count less than 5. The minimum expected count is 26.00.

b. Computed only for a 2×2 table

高血压家族史:$\chi^2=1.132$,$P=0.287$,差异无统计学意义,即还不能认为高血压家族史与高血压的发生有相关性,如表 16-38 所示。

表 16-38   Chi-Square Tests

	Value	df	Asymp. Sig. (2-sided)	Exact Sig. (2-sided)	Exact Sig. (1-sided)
Pearson Chi-Square	1.132[a]	1	.287		
Continuity Correction[b]	.747	1	.387		
Likelihood Ratio	1.130	1	.288		
Fisher's Exact Test				.323	.194
Linear-by-Linear Association	1.122	1	.290		
N of Valid Cases[b]	114				

a. 0 cells (.0%) have expected count less than 5. The minimum expected count is 17.33.

b. Computed only for a 2×2 table

饮酒:$\chi^2=0.098$,$P=0.754$,差异无统计学意义,即还不能认为饮酒与高血压的发生有相关性,如表 16-39 所示。

表 16-39   Chi-Square Tests

	Value	df	Asymp. Sig. (2-sided)	Exact Sig. (2-sided)	Exact Sig. (1-sided)
Pearson Chi-Square	.098[a]	1	.754		
Continuity Correction[b]	.013	1	.909		
Likelihood Ratio	.098	1	.754		
Fisher's Exact Test				.844	.455
Linear-by-Linear Association	.097	1	.755		
N of Valid Cases[b]	114				

a. 0 cells (.0%) have expected count less than 5. The minimum expected count is 17.79.

b. Computed only for a 2×2 table

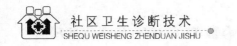
　　综上所述,在本例高血压危险因素的病例调查研究中,可以认为年龄、腰围和 BMI 与高血压的发生可能有一定的相关性;而甘油三酯、性别、高血压家族史和饮酒尚不能认为与高血压的发生有一定的关联性。

附　录　统计用表

附表 1　标准正态分布曲线下的面积

$$\Phi(x)\int_{-\infty}^{x}\frac{1}{\sqrt{2\pi}}e^{-\frac{t^2}{2}}dt = P(X \leqslant x)$$

Z	0.00	0.01	0.02	0.03	0.04	0.05	0.06	0.07	0.08	0.09
0.0	0.500 0	0.504 0	0.508 0	0.512 0	0.516 0	0.519 9	0.523 9	0.527 9	0.531 9	0.535 9
0.1	0.539 8	0.543 8	0.547 8	0.551 7	0.555 7	0.559 6	0.563 6	0.567 5	0.571 4	0.575 3
0.2	0.579 3	0.583 2	0.587 1	0.591 0	0.594 8	0.598 7	0.602 6	0.606 4	0.610 3	0.614 1
0.3	0.617 9	0.621 7	0.625 5	0.629 3	0.633 1	0.636 8	0.640 4	0.644 3	0.648 0	0.651 7
0.4	0.655 4	0.659 1	0.662 8	0.666 4	0.670 0	0.673 6	0.677 2	0.680 8	0.684 4	0.687 9
0.5	0.691 5	0.695 0	0.698 5	0.701 9	0.705 4	0.708 8	0.712 3	0.715 7	0.719 0	0.722 4
0.6	0.725 7	0.729 1	0.732 4	0.735 7	0.738 9	0.742 2	0.745 4	0.748 6	0.751 7	0.754 9
0.7	0.758 0	0.761 1	0.764 2	0.767 3	0.770 3	0.773 4	0.776 4	0.779 4	0.782 3	0.785 2
0.8	0.788 1	0.791 0	0.793 9	0.796 7	0.799 5	0.802 3	0.805 1	0.807 8	0.810 6	0.813 3
0.9	0.815 9	0.818 6	0.821 2	0.823 8	0.826 4	0.828 9	0.835 5	0.834 0	0.836 5	0.838 9
1.0	0.841 3	0.843 8	0.846 1	0.848 5	0.850 8	0.853 1	0.855 4	0.857 7	0.859 9	0.862 1
1.1	0.864 3	0.866 5	0.868 6	0.870 8	0.872 9	0.874 9	0.877 0	0.879 0	0.881 0	0.883 0
1.2	0.884 9	0.886 9	0.888 8	0.890 7	0.892 5	0.894 4	0.896 2	0.898 0	0.899 7	0.901 5
1.3	0.903 2	0.904 9	0.906 6	0.908 2	0.909 9	0.911 5	0.913 1	0.914 7	0.916 2	0.917 7
1.4	0.919 2	0.920 7	0.922 2	0.923 6	0.925 1	0.926 5	0.927 9	0.929 2	0.930 6	0.931 9
1.5	0.933 2	0.934 5	0.935 7	0.937 0	0.938 2	0.939 4	0.940 6	0.941 8	0.943 0	0.944 1
1.6	0.945 2	0.946 3	0.947 4	0.948 4	0.949 5	0.950 5	0.951 5	0.952 5	0.953 5	0.953 5
1.7	0.955 4	0.956 4	0.957 3	0.958 2	0.959 1	0.959 9	0.960 8	0.961 6	0.962 5	0.963 3
1.8	0.964 1	0.964 8	0.965 6	0.966 4	0.967 2	0.967 8	0.968 6	0.969 3	0.970 0	0.970 6
1.9	0.971 3	0.971 9	0.972 6	0.973 2	0.973 8	0.974 4	0.975 0	0.975 6	0.976 2	0.976 7
2.0	0.977 2	0.977 8	0.978 3	0.978 8	0.979 3	0.979 8	0.980 3	0.980 8	0.981 2	0.981 7
2.1	0.982 1	0.982 6	0.983 0	0.983 4	0.983 8	0.984 2	0.984 6	0.985 0	0.985 4	0.985 7
2.2	0.986 1	0.986 4	0.986 8	0.987 1	0.987 4	0.987 8	0.988 1	0.988 4	0.988 7	0.989 0
2.3	0.989 3	0.989 6	0.989 8	0.990 1	0.990 4	0.990 6	0.990 9	0.991 1	0.991 3	0.991 6
2.4	0.991 8	0.992 0	0.992 2	0.992 5	0.992 7	0.992 9	0.993 1	0.993 2	0.993 4	0.993 6
2.5	0.993 8	0.994 0	0.994 1	0.994 3	0.994 5	0.994 6	0.994 8	0.994 9	0.995 1	0.995 2
2.6	0.995 3	0.995 5	0.995 6	0.995 7	0.995 9	0.996 0	0.996 1	0.996 2	0.996 3	0.996 4
2.7	0.996 5	0.996 6	0.996 7	0.996 8	0.996 9	0.997 0	0.997 1	0.997 2	0.997 3	0.997 4
2.8	0.997 4	0.997 5	0.997 6	0.997 7	0.997 7	0.997 8	0.997 9	0.997 9	0.998 0	0.998 1
2.9	0.998 1	0.998 2	0.998 2	0.998 3	0.998 4	0.998 4	0.998 5	0.998 5	0.998 6	0.998 6
3.0	0.998 7	0.999 0	0.999 3	0.999 5	0.999 7	0.999 8	0.999 8	0.999 9	0.999 9	1.000 0

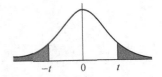

附表 2 t 界值表

自由度		概率，P									
	单侧：	0.25	0.20	0.10	0.05	0.025	0.01	0.005	0.0025	0.001	0.0005
ν	双侧：	0.50	0.40	0.20	0.10	0.05	0.02	0.01	0.005	0.002	0.001
1		1.000	1.376	3.078	6.314	12.706	31.821	63.657	127.321	318.309	636.619
2		0.816	1.061	1.886	2.920	4.303	6.965	9.925	14.089	22.327	31.599
3		0.765	0.978	1.638	2.353	3.182	4.541	5.841	7.453	10.215	12.924
4		0.741	0.941	1.533	2.132	2.776	3.747	4.604	5.598	7.173	8.610
5		0.727	0.920	1.476	2.015	2.571	3.365	4.032	4.773	5.893	6.869
6		0.718	0.906	1.440	1.943	2.447	3.143	3.707	4.317	5.208	5.959
7		0.711	0.896	1.415	1.895	2.365	2.998	3.499	4.029	4.785	5.408
8		0.706	0.889	1.397	1.860	2.306	2.896	3.355	3.833	4.501	5.041
9		0.703	0.883	1.383	1.833	2.262	2.821	3.250	3.690	4.297	4.781
10		0.700	0.879	1.372	1.812	2.228	2.764	3.169	3.581	4.144	4.587
11		0.697	0.876	1.363	1.796	2.201	2.718	3.106	3.497	4.025	4.437
12		0.695	0.873	1.356	1.782	2.179	2.681	3.055	3.428	3.930	4.318
13		0.694	0.870	1.350	1.771	2.160	2.650	3.012	3.372	3.852	4.221
14		0.692	0.868	1.345	1.761	2.145	2.624	2.977	3.326	3.787	4.140
15		0.691	0.866	1.341	1.753	2.131	2.602	2.947	3.286	3.733	4.073
16		0.690	0.865	1.337	1.746	2.120	2.583	2.921	3.252	3.686	4.015
17		0.689	0.863	1.333	1.740	2.110	2.567	2.898	3.222	3.646	3.965
18		0.688	0.862	1.330	1.734	2.101	2.552	2.878	3.197	3.610	3.922
19		0.688	0.861	1.328	1.729	2.093	2.539	2.861	3.174	3.579	3.883
20		0.687	0.860	1.325	1.725	2.086	2.528	2.845	3.153	3.552	3.850
21		0.686	0.859	1.323	1.721	2.080	2.518	2.831	3.135	3.527	3.819
22		0.686	0.858	1.321	1.717	2.074	2.508	2.819	3.119	3.505	3.792
23		0.685	0.858	1.319	1.714	2.069	2.500	2.807	3.104	3.485	3.768
24		0.685	0.857	1.318	1.711	2.064	2.492	2.797	3.091	3.467	3.745
25		0.684	0.856	1.316	1.708	2.060	2.485	2.787	3.078	3.450	3.725
26		0.684	0.856	1.315	1.706	2.056	2.479	2.779	3.067	3.435	3.707
27		0.684	0.855	1.314	1.703	2.052	2.473	2.771	3.057	3.421	3.690
28		0.683	0.855	1.313	1.701	2.048	2.467	2.763	3.047	3.408	3.674
29		0.683	0.854	1.311	1.699	2.045	2.462	2.756	3.038	3.396	3.659
30		0.683	0.854	1.310	1.697	2.042	2.457	2.750	3.030	3.385	3.646
31		0.682	0.853	1.309	1.696	2.040	2.453	2.744	3.022	3.375	3.633
32		0.682	0.853	1.309	1.694	2.037	2.449	2.738	3.015	3.365	3.622
33		0.682	0.853	1.308	1.692	2.035	2.445	2.733	3.008	3.356	3.611
34		0.682	0.852	1.307	1.691	2.032	2.441	2.728	3.002	3.348	3.601
35		0.682	0.852	1.306	1.690	2.030	2.438	2.724	2.996	3.340	3.591
36		0.681	0.852	1.306	1.688	2.028	2.434	2.719	2.990	3.333	3.582
37		0.681	0.851	1.305	1.687	2.026	2.431	2.715	2.985	3.326	3.574
38		0.681	0.851	1.304	1.686	2.024	2.429	2.712	2.980	3.319	3.566
39		0.681	0.851	1.304	1.685	2.023	2.426	2.708	2.976	3.313	3.558
40		0.681	0.851	1.303	1.684	2.021	2.423	2.704	2.971	3.307	3.551
50		0.679	0.849	1.299	1.676	2.009	2.403	2.678	2.937	3.261	3.496
60		0.679	0.848	1.296	1.671	2.000	2.390	2.660	2.915	3.232	3.460
70		0.678	0.847	1.294	1.667	1.994	2.381	2.648	2.899	3.211	3.435
80		0.678	0.846	1.292	1.664	1.990	2.374	2.639	2.887	3.195	3.416
90		0.677	0.846	1.291	1.662	1.987	2.368	2.632	2.878	3.183	3.402
100		0.677	0.845	1.290	1.660	1.984	2.364	2.626	2.871	3.174	3.390
200		0.676	0.843	1.286	1.653	1.972	2.345	2.601	2.839	3.131	3.340
500		0.675	0.842	1.283	1.648	1.965	2.334	2.586	2.820	3.107	3.310
1000		0.675	0.842	1.282	1.646	1.962	2.330	2.581	2.813	3.098	3.300
∞		0.6745	0.8416	1.2816	1.6449	1.9600	2.3263	2.5758	2.8070	3.0902	3.2905

注：表上右上角图中的阴影部分表示概率 P，以后附表同此。

附表 3 F 界值表（方差齐性检验用）

$P=0.05$

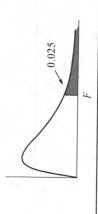

分母的自由度 ν_2	分子的自由度 ν_1															
	1	2	3	4	5	6	7	8	9	10	12	15	20	30	60	∞
1	647.79	799.50	864.16	899.58	921.85	937.11	948.22	956.66	963.29	968.63	976.71	984.87	993.10	1001.41	1009.80	1018.26
2	38.51	39.00	39.17	39.25	39.30	39.33	39.36	39.37	39.39	39.40	39.41	39.43	39.45	39.46	39.48	39.50
3	17.44	16.04	15.44	15.10	14.88	14.73	14.62	14.54	14.47	14.42	14.34	14.25	14.17	14.08	13.99	13.90
4	12.22	10.65	9.98	9.60	9.36	9.20	9.07	8.98	8.90	8.84	8.75	8.66	8.56	8.46	8.36	8.26
5	10.01	8.43	7.76	7.39	7.15	6.98	6.85	6.76	6.68	6.62	6.52	6.43	6.33	6.23	6.12	6.02
6	8.81	7.26	6.60	6.23	5.99	5.82	5.70	5.60	5.52	5.46	5.37	5.27	5.17	5.07	4.96	4.85
7	8.07	6.54	5.89	5.52	5.29	5.12	4.99	4.90	4.82	4.76	4.67	4.57	4.47	4.36	4.25	4.14
8	7.57	6.06	5.42	5.05	4.82	4.65	4.53	4.43	4.36	4.30	4.20	4.10	4.00	3.89	3.78	3.67
9	7.21	5.71	5.08	4.72	4.48	4.32	4.20	4.10	4.03	3.96	3.87	3.77	3.67	3.56	3.45	3.33
10	6.94	5.46	4.83	4.47	4.24	4.07	3.95	3.85	3.78	3.72	3.62	3.52	3.42	3.31	3.20	3.08
11	6.72	5.26	4.63	4.28	4.04	3.88	3.76	3.66	3.59	3.53	3.43	3.33	3.23	3.12	3.00	2.88
12	6.55	5.10	4.47	4.12	3.89	3.73	3.61	3.51	3.44	3.37	3.28	3.18	3.07	2.96	2.85	2.72
13	6.41	4.97	4.35	4.00	3.77	3.60	3.48	3.39	3.31	3.25	3.15	3.05	2.95	2.84	2.72	2.60
14	6.30	4.86	4.24	3.89	3.66	3.50	3.38	3.29	3.21	3.15	3.05	2.95	2.84	2.73	2.61	2.49
15	6.20	4.77	4.15	3.80	3.58	3.41	3.29	3.20	3.12	3.06	2.96	2.86	2.76	2.64	2.52	2.40
16	6.12	4.69	4.08	3.73	3.50	3.34	3.22	3.12	3.05	2.99	2.89	2.79	2.68	2.57	2.45	2.32

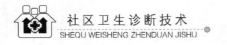
续表

分母的自由度 ν_2	分子的自由度 ν_1															
	1	2	3	4	5	6	7	8	9	10	12	15	20	30	60	∞
17	6.04	4.62	4.01	3.66	3.44	3.28	3.16	3.06	2.98	2.92	2.82	2.72	2.62	2.50	2.38	2.25
18	5.98	4.56	3.95	3.61	3.38	3.22	3.10	3.01	2.93	2.87	2.77	2.67	2.56	2.44	2.32	2.19
19	5.92	4.51	3.90	3.56	3.33	3.17	3.05	2.96	2.88	2.82	2.72	2.62	2.51	2.39	2.27	2.13
20	5.87	4.46	3.86	3.51	3.29	3.13	3.01	2.91	2.84	2.77	2.68	2.57	2.46	2.35	2.22	2.09
21	5.83	4.42	3.82	3.48	3.25	3.09	2.97	2.87	2.80	2.73	2.64	2.53	2.42	2.31	2.18	2.04
22	5.79	4.38	3.78	3.44	3.22	3.05	2.93	2.84	2.76	2.70	2.60	2.50	2.39	2.27	2.14	2.00
23	5.75	4.35	3.75	3.41	3.18	3.02	2.90	2.81	2.73	2.67	2.57	2.47	2.36	2.24	2.11	1.97
24	5.72	4.32	3.72	3.38	3.15	2.99	2.87	2.78	2.70	2.64	2.54	2.44	2.33	2.21	2.08	1.94
25	5.69	4.29	3.69	3.35	3.13	2.97	2.85	2.75	2.68	2.61	2.51	2.41	2.30	2.18	2.05	1.91
26	5.66	4.27	3.67	3.33	3.10	2.94	2.82	2.73	2.65	2.59	2.49	2.39	2.28	2.16	2.03	1.88
27	5.63	4.24	3.65	3.31	3.08	2.92	2.80	2.71	2.63	2.57	2.47	2.36	2.25	2.13	2.00	1.85
28	5.61	4.22	3.63	3.29	3.06	2.90	2.78	2.69	2.61	2.55	2.45	2.34	2.23	2.11	1.98	1.83
29	5.59	4.20	3.61	3.27	3.04	2.88	2.76	2.67	2.59	2.53	2.43	2.32	2.21	2.09	1.96	1.81
30	5.57	4.18	3.59	3.25	3.03	2.87	2.75	2.65	2.57	2.51	2.41	2.31	2.20	2.07	1.94	1.79
40	5.42	4.05	3.46	3.13	2.90	2.74	2.62	2.53	2.45	2.39	2.29	2.18	2.07	1.94	1.80	1.64
60	5.29	3.93	3.34	3.01	2.79	2.63	2.51	2.41	2.33	2.27	2.17	2.06	1.94	1.82	1.67	1.48
120	5.15	3.80	3.23	2.89	2.67	2.52	2.39	2.30	2.22	2.16	2.05	1.94	1.82	1.69	1.53	1.31
∞	5.02	3.69	3.12	2.79	2.57	2.41	2.29	2.19	2.11	2.05	1.94	1.83	1.71	1.57	1.39	1.00

附表 4　T 界值表 (配对比较的符号秩和检验用)

N	单侧:0.05 双侧:0.10	0.025 0.05	0.01 0.02	0.005 0.010
5	0—15	·—·	·—·	·—·
6	2—19	0—21	·—·	·—·
7	3—25	2—26	0—28	·—·
8	5—31	3—33	1—35	0—36
9	8—37	5—40	3—42	1—44
10	10—45	8—47	5—50	3—52
11	13—53	10—56	7—59	5—61
12	17—61	13—65	9—69	7—71
13	21—70	17—74	12—79	9—82
14	25—80	21—84	15—90	12—93
15	30—90	25—95	19—101	15—105
16	35—101	29—107	23—113	19—117
17	41—112	34—119	27—126	23—130
18	47—124	40—131	32—139	27—144
19	53—137	46—144	37—153	32—158
20	60—150	52—158	43—167	37—173
21	67—164	58—173	49—182	42—189
22	75—178	65—188	55—198	48—205
23	83—193	73—203	62—214	54—222
24	91—209	81—219	69—231	61—239
25	100—225	89—236	76—249	68—257
26	110—241	98—253	84—267	75—276
27	119—259	107—271	92—286	83—295
28	130—276	116—290	101—305	91—315
29	140—295	126—309	110—325	100—335
30	151—314	137—328	120—345	109—356
31	163—333	147—349	130—366	118—378
32	175—353	159—369	140—388	128—400
33	187—374	170—391	151—410	138—423
34	200—395	182—413	162—433	148—447
35	213—417	195—435	173—457	159—471
36	227—439	208—458	185—481	171—495
37	241—462	221—482	198—505	182—521
38	256—485	235—506	211—530	194—547
39	271—509	249—531	224—556	207—573
40	286—534	264—556	238—582	220—600
41	302—559	279—582	252—609	233—628
42	319—584	294—609	266—637	247—656
43	336—610	310—636	281—665	261—685
44	353—637	327—663	296—694	276—714
45	371—664	343—692	312—723	291—744
46	389—692	361—720	328—753	307—774
47	407—721	378—750	345—783	322—806
48	426—750	396—780	362—814	339—837
49	446—779	415—810	379—846	355—870
50	466—809	434—841	397—878	373—902

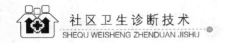

附表5　T界值表（两样本比较的秩和检验用）

T=15

1　2　3　4　5　6　7　8

	单侧	双侧
1 行	$P=0.05$	$P=0.10$
2 行	$P=0.025$	$P=0.05$
3 行	$P=0.01$	$P=0.02$
4 行	$P=0.005$	$P=0.01$

n_1（较小 n）	n_2-n_1										
	0	1	2	3	4	5	6	7	8	9	10
2				3−13	3−15	3−17	4−18	4−20	4−22	4−24	5−25
							3−19	3−21	3−23	3−25	4−26
3	6−15	6−18	7−20	8−22	8−25	9−27	10−29	10−32	11−34	11−37	12−39
			6−21	7−23	7−26	8−28	8−31	9−33	9−36	10−38	10−41
					6−27	6−30	7−32	7−35	7−38	8−40	8−43
							6−33	6−36	6−39	7−41	7−44
4	11−25	12−28	13−31	14−34	15−37	16−40	17−43	18−46	19−49	20−52	21−55
	10−26	11−29	12−32	13−35	14−38	14−42	15−45	16−48	17−51	18−54	19−57
		10−30	11−33	11−37	12−40	13−43	13−47	14−50	15−53	15−57	16−60
			10−34	10−38	11−41	11−45	12−48	12−52	13−55	13−59	14−62
5	19−36	20−40	21−44	23−47	24−51	26−54	27−58	28−62	30−65	31−69	33−72
	17−38	18−42	20−45	21−49	22−53	23−57	24−61	26−64	27−68	28−72	29−76
	16−39	17−43	18−47	19−51	20−55	21−59	22−63	23−67	24−71	25−75	26−79
	15−40	16−44	16−49	17−53	18−57	19−61	20−65	21−69	22−73	22−78	23−82
6	28−50	29−55	31−59	33−63	35−67	37−71	38−76	40−80	42−84	44−88	46−92
	26−52	27−57	29−61	31−65	32−70	34−74	35−79	37−83	38−88	40−92	42−96
	24−54	25−59	27−63	28−68	29−73	30−78	32−82	33−87	34−92	36−96	37−101
	23−55	24−60	25−65	26−70	27−75	28−80	30−84	31−89	32−94	33−99	34−104
7	39−66	41−71	43−76	45−81	47−86	49−91	52−95	54−100	56−105	58−110	61−114
	36−69	38−74	40−79	42−84	44−89	46−94	48−99	50−104	52−109	54−114	56−119
	34−71	35−77	37−82	39−87	40−93	42−98	44−103	45−109	47−114	49−119	51−124
	32−73	34−78	35−84	37−89	38−95	40−100	41−106	43−111	44−117	45−122	47−128
8	51−85	54−90	56−96	59−101	62−106	64−112	67−117	69−123	72−128	75−133	77−139
	49−87	51−93	53−99	55−105	58−110	60−116	62−122	65−127	67−133	70−138	72−144
	45−91	47−97	49−103	51−109	53−115	56−120	58−126	60−132	62−138	64−144	66−150
	43−93	45−99	47−105	49−111	51−117	53−123	54−130	56−136	58−142	60−148	62−154
9	66−105	69−111	72−117	75−123	78−129	81−135	84−141	87−147	90−153	93−159	96−165
	62−109	65−115	68−121	71−127	73−134	76−140	79−146	82−152	84−159	87−165	90−171
	59−112	61−119	63−126	66−132	68−139	71−145	73−152	76−158	78−165	81−171	83−178
	56−115	58−122	61−128	63−135	65−142	67−149	69−156	72−162	74−169	76−176	78−183
10	82−128	86−134	89−141	92−148	96−154	99−161	103−167	106−174	110−180	113−187	117−193
	78−132	81−139	84−146	88−152	91−159	94−166	97−173	100−180	103−187	107−193	110−200
	74−136	77−143	79−151	82−158	85−165	88−172	91−179	93−187	96−194	99−201	102−208
	71−139	73−147	76−154	79−161	81−169	84−176	86−184	89−191	92−198	94−206	97−213

附表6　χ^2 界值表

n'	P								
	0.9	0.75	0.5	0.25	0.1	0.05	0.025	0.01	0.005
1	0.02	0.10	0.45	1.32	2.71	3.84	5.02	6.63	7.88
2	0.21	0.58	1.39	2.77	4.61	5.99	7.38	9.21	10.60
3	0.58	1.21	2.37	4.11	6.25	7.81	9.35	11.34	12.84
4	1.06	1.92	3.36	5.39	7.78	9.49	11.14	13.28	14.86
5	1.61	2.67	4.35	6.63	9.24	11.07	12.83	15.09	16.75
6	2.20	3.45	5.35	7.84	10.64	12.59	14.45	16.81	18.55
7	2.83	4.25	6.35	9.04	12.02	14.07	16.01	18.48	20.28
8	3.40	5.07	7.34	10.22	13.36	15.51	17.53	20.09	21.96
9	4.17	5.90	8.34	11.39	14.68	16.92	19.02	21.67	23.59
10	4.87	6.74	9.34	12.55	15.99	18.31	20.48	23.21	25.19
11	5.58	7.58	10.34	13.7	17.28	19.68	21.92	24.72	26.76
12	6.30	8.44	11.34	14.85	18.55	21.03	23.34	26.22	28.30
13	7.04	9.30	12.34	15.98	19.81	22.36	24.74	27.69	29.82
14	7.79	10.17	13.34	17.12	21.06	23.68	26.12	29.14	31.32
15	8.55	11.04	14.34	18.25	22.31	25.00	27.49	30.58	32.8
16	9.31	11.91	15.34	19.37	23.54	26.30	28.85	32.00	34.27
17	10.09	12.79	16.34	20.49	24.77	27.59	30.19	33.41	35.72
18	10.86	13.68	17.34	21.6	25.99	28.87	31.53	34.81	37.16
19	11.65	14.56	18.34	22.72	27.20	30.14	32.85	36.19	38.58
20	12.44	15.45	19.34	23.83	28.41	31.41	34.17	37.57	40.00
21	13.24	16.34	20.34	24.93	29.62	32.67	35.48	38.93	41.40
22	14.04	17.24	21.34	26.04	30.81	33.92	36.78	40.29	42.80
23	14.85	18.14	22.34	27.14	32.01	35.17	38.08	41.64	44.18
24	15.66	19.04	23.34	28.24	33.20	36.42	39.36	42.98	45.56
25	16.47	19.94	24.34	29.34	34.38	37.65	40.65	44.31	46.93
26	17.29	20.84	25.34	30.43	35.56	38.89	41.92	45.64	48.29
27	18.11	21.75	26.34	31.53	36.74	40.11	43.19	46.96	49.64
28	18.94	22.66	27.34	32.62	37.92	41.34	44.46	48.28	50.99
29	19.77	23.57	28.34	33.71	39.09	42.56	45.72	49.59	52.34
30	20.60	24.48	29.34	34.80	40.26	43.77	46.98	50.89	53.67
40	29.05	33.66	39.34	45.62	51.80	55.76	59.34	63.69	66.77
50	37.69	42.94	49.33	56.33	63.17	67.50	71.42	76.15	79.49
60	46.46	52.29	59.33	66.98	74.40	79.08	83.30	88.38	91.95
70	55.33	61.70	69.33	77.58	85.53	90.53	95.02	100.42	104.22
80	64.28	71.14	79.33	88.13	96.58	101.88	106.63	112.33	116.32
90	73.29	80.62	89.33	98.64	107.56	113.14	118.14	124.12	128.30
100	82.36	90.13	99.33	109.14	118.5	124.34	129.56	135.81	140.17

参 考 文 献

[1] 孙振球.医学统计学.北京:人民卫生出版社,2002

[2] 王燕,康晓平.卫生统计学教程.北京:北京大学医学出版社,2006

[3] 王燕,安琳.卫生统计学.北京:北京大学医学出版社,2009

[4] 马斌荣.医学统计学.北京:人民卫生出版社,2008

[5] 方积乾.卫生统计学(第6版).北京:人民卫生出版社,2008

[6] 马燕.卫生统计学.北京:人民卫生出版社,2006

[7] 马斌荣.SPSS for Windows Ver.11.5在医学统计中的应用(第3版).北京:科学出版社,2005

[8] 孔晓荣,张星光.统计软件SPSS在医学中的应用实例教程.北京:清华大学出版社,2009

[9] 马斌荣.SPSS(PASW)17.0在医学统计中的应用(第4版).北京:科学出版社,2010

[10]王建华.流行病学.北京:人民卫生出版社,2003

[11]黄吉武.预防医学(第3版).北京:人民卫生出版社,2007

[12]孙要武.预防医学(第4版).北京:人民卫生出版社,2009

[13]左月燃.预防医学.北京:人民卫生出版社,2004

[14]李立明.流行病学(第6版).北京:人民卫生出版社,2007